serenidad

serenidad

Regula tu sistema nervioso y libérate del estrés, la ansiedad y el trauma

Nahid de Belgeonne

Traducción de Mariela Luján Íñiguez

Urano
Argentina – Chile – Colombia – España
Estados Unidos – México – Perú – Uruguay

Título original: *Soothe*
Editor original: Souvenir Press, an imprint of Profile Books
Traducción: Mariela Luján Íñiguez

1.ª edición: junio 2025

La información y los consejos proporcionados en este libro no pretenden ser un tratamiento ni son sustitutivos del consejo de un profesional. El editor y la autora no asumen ninguna responsabilidad por cualquier pérdida, perjuicio, efectos adversos o consecuencias derivados del uso de cualquiera de las sugerencias o contenidos de esta obra. Cualquier uso de la información incluida en este libro queda bajo responsabilidad y riesgo del lector. Los ejemplos y los casos de estudio incluidos tienen únicamente propósitos ilustrativos.

Plaza de los Reyes Magos 8, piso 1.º C y D – 28007 Madrid
www.edicionesurano.com

ISBN: 978-84-18714-96-2
E-ISBN: 979-13-87557-34-8
Despósito legal: M-8.990-2025

Fotocomposición: Urano World Spain, S.A.U.

Impreso por: Liberdúplex, S.L. – Ctra. BV 2249 Km 7,4
Polígono Industrial Torrentfondo – 08791 Sant Llorenç d'Hortons (Barcelona)

Impreso en España – *Printed in Spain*

Para Rudy de Belgeonne,
que me serena el alma.

Índice

Introducción

El conocimiento proviene de los sentidos: si expandimos los sentidos, también expandimos el conocimiento.

NEIL HARBISSON en «Sentidos extraordinarios: el cíborg que escucha el color» (pódcast «Outlook» de la BBC)

«Serenar»: calmar con gentileza, reducir el dolor o la incomodidad, aliviar o apaciguar.

Me crie en un hogar lleno de estrés, infelicidad y preocupación. Si bien mis padres tenían las mejores intenciones, las cosas se dieron así. Aprendí a reprimir mis sentimientos porque resultaban inoportunos, tanto para mí como para los demás, que cargaban con su propio sufrimiento. Desde que tengo memoria, los sentimientos me abrumaban, ya que no sabía cómo lidiar con ellos.

Mis padres migraron de Bangladesh a Reino Unido en la década de 1960: sin duda, la experiencia fue emocionante, audaz y valiente, pero también fría, incierta, solitaria y, por momentos, amenazante. Sintieron la presión de formar una familia en un país y una cultura diferente, lejos de su comunidad y sin la tranquilidad de poder apoyarse en ella. Además, sus trabajos eran muy demandantes. Nací y crecí en la Londres multicultural, donde personas de distintos contextos se integraban con facilidad; pero, como en mi casa la atmósfera siempre era volátil, las normas eran estrictas, abundaban las palabras airadas y había una tendencia a favorecer a los varones, en mi cabeza la vida familiar era sinónimo de peleas e infelicidad.

Siempre había tensión en el ambiente. Mi padre se fue a trabajar al extranjero durante un tiempo y se decidió que sería mejor para los hijos, y probablemente también para mi madre, que siguiéramos en la misma escuela y fuéramos a visitarlo durante las vacaciones. Nunca se habló de ese abandono. Como suele suceder cuando solo una persona se hace cargo de la familia, uno tiende a no hablar de sus preocupaciones, ya que no quiere agregarle una carga más al sostén del hogar. Por otro lado, cuando las personas que nos crían no saben serenarse o consolarse a ellas mismas, no pueden enseñarnos esas habilidades tan valiosas, como sucedió en mi caso.

A nivel sensorial, comprendí que el movimiento me ayudaba a diluir mis sentimientos. En el colegio, me encantaba hacer deporte: en especial, disfrutaba de las actividades individuales más que de los deportes en equipo, ya que me ayudaban a acallar la mente. Cuando estaba concentrada en una de estas actividades, dejaba de enfocarme en todo lo que me hacía ruido en la cabeza para dirigir mi atención hacia el cuerpo. Absorta en las sensaciones del cuerpo en movimiento, me olvidaba de preocuparme por todo lo que podría ocurrir algún día. Cuando quise irme de casa, comencé a correr; cuando quise dejar a mi primer marido, empecé *kick-boxing* y, cuando decidí renunciar a un trabajo muy bien pagado pero estresante, sin ningún plan para el futuro, me apunté a clases de yoga. También fumaba marihuana para tapar la ansiedad, porque la euforia que sentía al estar en movimiento se apagaba poco después de terminar la actividad. Estaba en una búsqueda constante de algo que me ayudara a dejar de pensar, porque pensar me causaba angustia mental. Estaba aferrada a dos ideas que hoy, en retrospectiva, logro reconocer: creía que mis sentimientos eran una debilidad y que si descansaba iba a aplastar el impulso que me hacía ir hacia delante. Esas creencias moldearon a la adulta en la que me convertí.

De cara a la galería, parecía una persona exitosa y fácil de tratar. Sin embargo, todos los logros acarreaban un coste para mi salud mental y física. Me acostumbré a obligarme a seguir trabajando a pesar de estar cansada o enferma. En esos años, tuve ansiedad crónica, ataques de pánico, neuralgia y urticaria, y estuve a punto de morir de un apéndice gangrenoso por no prestar atención a las señales que me enviaba el cuerpo.

Me di cuenta de que tenía que cambiar mi forma de encarar la vida. En la juventud, podemos tolerar mucho, pero, al crecer y asumir más responsabilidades, vivir acelerados comienza a afectarnos. Todos los años de intentar abarcarlo todo comienzan a abrumarnos y nos damos cuenta de que ese estilo de vida no solo es insostenible, sino también poco placentero.

En aquel entonces, yo tenía unos gimnasios en el centro de Londres y me encargaba de gestionarlos. Comencé a percatarme de que no era la única que se sentía así. Noté que algunos clientes no tardaban en volver a sentirse estresados y estar al borde del agotamiento mental, por más que tomaran miles de clases de yoga, pilates y demás disciplinas.

Todo esto me motivó a buscar prácticas sostenibles que ahondaran más en la regulación del sistema nervioso, que influye sobre nuestra forma de percibir el mundo. Tenía claro que no quería someterme a la tiranía de la fuerza de voluntad o el pensamiento positivo forzado, que nos desconectan de nuestra humanidad y no nos permiten sentir toda nuestra gama de emociones: el amor, la ira, la curiosidad, la espontaneidad, la lujuria, el miedo y el dolor ante una pérdida. Dediqué años a estudiar, investigar y poner a prueba lo que iba encontrando en mí misma y mis clientes. Así, fui puliendo y ajustando el enfoque hasta crear el Método Humano, un sistema de reaprendizaje radical que combina el movimiento somático, la respiración y las prácticas restaurativas para lograr una armonía entre la mente y el cuerpo. Al principio, el método estaba pensado como una herramienta de rehabilitación motriz para personas que tenían alguna enfermedad o lesión, pero me di cuenta de que también hacía falta ayudar a aquellos que experimentaban estrés crónico, agotamiento, ansiedad y trauma. Así, creé el Programa Serenidad, destinado a ayudar a las personas a regular el sistema nervioso y reducir los síntomas derivados de esos problemas.

El Programa Serenidad transformó la vida de muchos de mis clientes. Ahora quiero compartirlo con el mundo, para que todas las personas disfruten de los beneficios que ofrece.

¿Qué es el Programa Serenidad?

El programa se sustenta en un enfoque somático, esto es, centrado en el cuerpo. En el movimiento somático, usamos el movimiento para conectar con el cuerpo y las emociones a fin de lidiar con el dolor, el estrés o la ansiedad.

La palabra *somático* proviene del término griego *soma*, que significa «cuerpo». La terapia de movimiento somático se apoya en la idea de que el cuerpo y la mente no son dos cosas separadas, sino que están interconectados. Las emociones se manifiestan en el cuerpo en forma de tensión, dolor u otro síntoma físico. El movimiento somático nos ayuda a resolver esos síntomas y reconectar con nuestro cuerpo de forma más consciente.

Cuando comencé a desarrollar y poner en práctica el Programa Serenidad para regular el sistema nervioso, aprendí a manejar las emociones con más compasión: ahora, cuando algo me estresa, resuelvo la situación en el momento en vez de acumular patrones habituales en el cuerpo, lo que me hacía sentir emociones muy fuertes que se volvían intolerables. Soy más sincera en mis relaciones y logro abordar conversaciones difíciles sin explotar. Duermo mejor, dejé de sufrir ansiedad crónica y comprendo la importancia del descanso. Por primera vez en mi vida, estoy en paz con quien soy y con el lugar en el que estoy. Gracias a estas certezas, pasé por varios procesos sin dificultad: la venta de los gimnasios, de los que había estado a cargo durante trece años; la menopausia; comenzar a atender a mis clientes de forma virtual; la pandemia de COVID-19, y mudarme de Londres a la playa.

Esto no quiere decir que no me preocupe por nada o que nunca esté triste o abatida. Mientras escribía este libro, perdí a muchos seres queridos y me tocó ser testigo de enfermedades y tristeza, así como de la guerra en Ucrania y Oriente Medio, las crisis humanitarias en todo el mundo, la crisis climática que va de mal en peor, la crisis energética y la crisis económica. Aprendí a poner un freno a mis pensamientos, por lo que ya no me paraliza la ansiedad por lo que vendrá. En mi propia vida y en la de mis clientes, descubrí que tanto permitir que los pensamientos den vueltas y vueltas en la cabeza como reprimir las emociones genera angustia mental. También implica no llevar una vida auténtica en la que abrazamos todo lo que nos hace ser quienes somos. Estoy convencida de que esa forma poco auténtica de vivir nos impide forjar relaciones profundas con nosotros mismos y con los demás.

Gracias al Programa Serenidad, aprendí a lidiar con los sentimientos intensos y a metabolizar las emociones para sacármelas del cuerpo. Cuando me sereno, soy capaz de tomar decisiones con mucha más tranquilidad. Aprendí a disfrutar la vida como un proceso, por lo que ya no espero a que llegue el día en que todo lo que quiero esté por fin en su sitio. Incorporé formas sencillas de hacer frente a los problemas a partir de mi propio cuerpo, por lo que ya no busco la serenidad en la fórmula mágica de turno y cuento con mejores herramientas para cultivar una relación más compasiva conmigo misma y con mi vida.

¿De qué sirve el Programa Serenidad?

Por lo general, no tenemos incorporado el hábito de cuidarnos, sino que solo nos ocupamos de nosotros mismos cuando algo anda mal. No nos detenemos a preguntarnos: «¿Por qué tengo tanta ansiedad, tristeza o cansancio emocional?» o «¿Por qué soportamos esta falta de tranquilidad que nos afecta a todos?». Seguimos adelante pese a la tensión que sentimos en el cuerpo y la sobreestimulación que afecta al cerebro. Tal vez en lo personal estamos agradecidos y contentos por la suerte que nos ha tocado, pero al mismo tiempo nos agobia el bombardeo de noticias sobre lo peor de la humanidad. Este malestar se hospeda en lo más profundo del cuerpo, y poco a poco la capacidad de sentirnos en paz se va desvaneciendo.

Descubrí que gran parte de esa sensación de malestar proviene del sistema nervioso, que está sobrecargado. Las emociones no procesadas se quedan atascadas en el cuerpo, lo que nos hace vivir en un estado de alerta permanente o hipervigilancia. Incluso si somos muy sensibles al mundo que nos rodea, muchas veces reprimimos los sentimientos porque nos han enseñado a ignorar las sensaciones desagradables. También ocurre que, confundidos por los mensajes contradictorios que abundan a nuestro alrededor, dejamos de confiar en los sentimientos. No podemos darnos el lujo de sentirnos abrumados, porque nunca hay tiempo para ocuparnos de nosotros mismos, así que nos limitamos a decir: «No puedo pensar en eso ahora» o «Más tarde me ocupo», y seguimos con nuestro día. Nos vamos a dormir con la esperanza de que el cerebro se relaje, pero hay tanto que procesar al final del día que no logramos conciliar un sueño tranquilo. Para algunas personas, la alerta desemboca en apatía y una creciente falta de entusiasmo: la chispa ya no arde.

Este libro te enseñará a escuchar las señales de tu cuerpo para metabolizar las emociones y vivir con más energía, entusiasmo y alegría. Los mensajes que predominan en nuestra cultura nos enseñan que la mente rige el cuerpo. Aunque antes entendía esta idea a nivel conceptual, ahora la he integrado en mi ser. Todos nuestros pensamientos son producto de nuestros sentimientos y experiencias. No creo que sea posible resolver los sentimientos desde la lógica del pensamiento. Podemos contextualizar y racionalizar nuestras experiencias, pero para cambiar el comportamiento a largo plazo necesitamos usar tanto la mente como el cuerpo o, como me gusta llamarlo, el «yo completo».

A partir de los principios somáticos del Programa Serenidad, veremos cómo cuerpo y mente trabajan juntos y aprenderemos ejercicios que nos ayudan a conectar estas dos partes de nuestro ser y microejercicios que podemos incorporar al día a día. Así, aprenderás a serenarte a partir del cuerpo, la sensación corporal, la respiración, el tacto, el movimiento, el descanso, la nutrición y la conexión.

En la primera parte del libro, explico los conceptos necesarios para comprender el sistema nervioso y sus necesidades de forma cabal. Una vez que conozcas el qué, el cómo y el por qué, aprenderás a cultivar nuevas experiencias para que tu sistema nervioso alcance un estado de serenidad. Así, dejarás de lado los hábitos que ya no te hacen bien y, gracias a los ejercicios diarios que componen la segunda parte del libro, aprenderás a procesar el estrés a medida que surge en vez de almacenarlo en el cuerpo, y vivirás con conciencia, integrando el cuerpo y la mente.

Además, en cada capítulo comparto la experiencia de algunos de mis clientes a modo de ejemplo de cómo otras personas han implementado el método, para demostrar que se adapta a distintas situaciones. Para preservar la privacidad de mis clientes, todos los testimonios son anónimos, pero espero que te veas reflejado en algunos de los relatos y te des cuenta de que tú también puedes hallar el modo de sanar y equilibrar tu vida.

Este libro es una invitación a volver a las raíces de lo que significa ser humano. Nos percibimos a nosotros mismos y al mundo que nos rodea a través del cuerpo y sus reacciones. El cuerpo negocia su relación con la gravedad de forma permanente. Está siempre en movimiento, mientras que, sin darnos cuenta, tratamos de encontrar el equilibrio físico y mental. El cuerpo es una red de interconexiones y ritmos, desde la frecuencia eléctrica de las ondas cerebrales hasta el flujo de la sangre, el pulso de las células, las respuestas químicas de las hormonas, la liberación de líquido sinovial en las articulaciones y el lento movimiento de la linfa que transporta los desechos hacia fuera. Mover el cuerpo y acostumbrarnos a cuidarlo mejora nuestra calidad de vida. En este mundo pospandémico, donde hemos normalizado ser más conscientes de nuestra salud y bienestar, ¿qué más podríamos pedir?

He sido testigo de muchos casos que demuestran que, cuando aprendemos a serenarnos, la vida se transforma. Por eso, en primer lugar, quiero que entendamos por qué aprender a serenarnos es la herramienta más poderosa del mundo.

Comencemos.

PARTE 1

Serenidad

1

El cuerpo

> Hemos pasado de la sabiduría al conocimiento, y ahora estamos pasando del conocimiento a la información, pero la información es tan parcial que estamos creando seres humanos incompletos.
>
> VANDANA SHIVA, activista india[1]

Hace muchos años, antes de tener clientes, hacía yoga con calor. Una vez, en una clase de noventa minutos, viví un momento transformador, pero no del tipo que se suele asociar con el yoga. Estábamos a la mitad de la clase, a punto de comenzar con los ejercicios de pie. Estaba cansada, porque estar en una sala caliente durante tanto tiempo es agotador: justamente, ese desafío es lo que atrae a la gente a esta disciplina, como había sido mi caso. Esta modalidad de yoga es una prueba de resistencia, que se amolda muy bien a la cultura del esfuerzo que predomina en las ciudades. En ese momento, tenía un trabajo bien pagado, pero que no me daba ningún propósito. Iba a la oficina todos los días, pero sentía que no producía nada de valor. Mi matrimonio estaba acabado y tuve que entablar la difícil conversación sobre seguir cada cual por su camino. No me gustaba quedarme quieta, porque me obligaba a pensar en el rumbo que tomaría mi vida, lo que me generaba mucha ansiedad. Así que ahí estaba, en una clase de yoga con calor, intentando distraerme de ese permanente torbellino mental.

Había que hacer más de todo: estirar más, trabar las articulaciones, expandirse más, contraer un músculo con intención y respirar de forma más profunda. La profesora nos indicó que pasáramos a la postura del árbol. Nos fue guiando paso a paso: apoyarse sobre una pierna, levantar la otra, doblar la rodilla y presionar el pie contra el lado de la pierna de apoyo. Empujar la rodilla doblada hacia fuera. Era como si la pierna de apoyo fuera el tronco de un árbol. En ella se sostenía todo el peso del cuerpo. A continuación, había que levantar los cuádriceps. «Ahora —dijo—, flexionad la pierna de apoyo y tocad el suelo con las yemas de los dedos». La idea no me convencía, pero una voz en mi interior insistía: «Todo va a ir bien. Ella es la profesora, estudió yoga y anatomía. Está certificada, así que sabe lo que puedo hacer».

Siguiendo las instrucciones, me apoyé en la parte delantera del pie: todo mi peso estaba sobre esa pequeña parte del cuerpo. Doblé la rodilla y empecé a agacharme. Me di cuenta de que la profesora no había mencionado la otra rodilla, la que estaba doblada hacia fuera de la cadera. ¿Qué hice con ella? Como la última indicación que había recibido era empujar, eso fue lo que hice. Estuve a punto de caer, pero, al final, mis dedos tocaron el suelo. Suspiré. No sabía cómo, pero lo había logrado. El calvario había llegado a su fin. Sin embargo, la profesora se había acercado a mí. «Ahora sube de la misma manera en la que has bajado», ordenó.

No tenía ni idea de cómo hacerlo, pero intenté subir, porque era lo que había pedido la profesora. Empecé a estirar la pierna de apoyo. Volví a apoyarme en la punta del pie. Todas las fibras del cuerpo me advertían de que era una mala idea: tenía mucha presión sobre la otra rodilla y sentía que estaba a punto de fracturarme la pelvis.

Entonces, se escuchó un fuerte crujido proveniente de mi rodilla, como si me hubiera roto algo debajo de la rótula. Dejé escapar un alarido silencioso; no quería pasar vergüenza en clase. Apoyé los dos pies en el suelo y miré a la profesora, furiosa con ella y conmigo misma. Notando mi enojo, ella comenzó a caminar hacia atrás para alejarse de mí. Salí rengueando de la clase, sintiendo que no servía para el yoga y, al mismo tiempo, sin entender por qué había permitido que una desconocida me convenciera de hacer algo que yo sentía que no iba a salir bien. ¿Por qué había cedido la responsabilidad por mi cuerpo a otra persona?

Esta situación no solo se da en el yoga, pero en esa clase y en muchas otras actividades deportivas en las que solía participar, yo ponía la mente en blanco y dejaba la responsabilidad por mi cuerpo en manos del profesor. En ese caso en particular, ignoré las señales de advertencia que me enviaba mi rodilla. Ignoré la sensación que tenía en el tobillo, que no encontraba el equilibrio, la tensión de los músculos de la pantorrilla y el muslo, signo de que el cuerpo le estaba indicando al cerebro que la acción no era segura y que se estaba preparando para mitigar el daño inminente. También ignoré que estaba conteniendo la respiración y que sentía ansiedad porque me había costado mucho bajar. No iba a ser capaz de replicar el movimiento: como no tenía una comprensión sensoriomotora de cómo había llegado hasta abajo, no sabía cómo subir. Me sentí presionada por el ritmo acelerado de la clase y porque, en mi imaginación, estaba segura de que todos me estaban mirando. No tuve tiempo de entender todo esto. No estaba prestando atención, sino que me obligué a hacer el ejercicio, a pesar de que estaban sonando todas mis alarmas internas.

El problema es que nuestros pensamientos se sustentan en las experiencias que nos formaron. En ese momento, mi experiencia era la de una vida acelerada: trabajaba muchas horas, permanecía sentada frente al ordenador la mayor parte del día, con los ojos pegados a la pantalla, la nuca dolorida, los hombros encorvados hasta las orejas y la cabeza hacia delante. Como ya he mencionado, no me encantaba mi trabajo, pero me esforzaba por demostrar que estaba motivada y que era indispensable. Salía casi todas las noches para evadirme de esa rutina que no me ofrecía ningún propósito. Solía acostarme pasada la medianoche y bebía litros y litros de café para mantener los ojos abiertos durante el día. Me saltaba las comidas y después comía mucho de un tirón, porque me estaba muriendo de hambre. Tomaba más alcohol del que me habría gustado y consumía drogas recreativas (no me juzgues, eran los noventa) para acallar el ruido de la cabeza, porque no podía soportar la tristeza del mundo, el peso de mi propio dolor y la sensación de que estaba desperdiciando mi vida, viviendo sin un norte. Me pasaba la mayor parte del día estresada o ansiosa, y la actividad física que realizaba tenía algo de castigo. Era como si quisiera sacarme la ansiedad y la tristeza del cuerpo por la fuerza.

Volviendo a la clase de yoga con calor, en retrospectiva pensar «Yo puedo con esto» no era la mejor estrategia para no lesionarme. Si hubiera prestado atención al diálogo entre el cuerpo y el sistema nervioso, habría contado con la información necesaria para tomar mejores decisiones.

En esa clase de yoga me enfrenté cara a cara con las muchas ideas que tenía sobre mí misma, ideas que había forjado a lo largo de mi vida:

- No debía confiar en las señales que me enviaba el cuerpo, porque eran algo primitivo.
- La mente es superior, por lo que está por encima de las señales del cuerpo.
- Tenía que forzar el cuerpo a alcanzar determinado resultado a toda costa.
- No ser flexible era culpa mía.
- Era malísima en todo.
- Tenía que hacerle caso a la profesora porque ella sabía más que yo.
- No quería hacer el ridículo delante de los demás.
- No quería confrontar a la profesora, que tenía buenas intenciones, delante de mis compañeros.
- Seguía estresada y ansiosa.

Se suponía que en la clase de yoga iba a aprender a reducir mis niveles de estrés, pero había terminado en un vórtice de negatividad que me obligó a confrontar muchas de las creencias que tenía sobre mí misma: las opiniones se forman a partir de las experiencias en el mundo, y estas creencias determinan las acciones y el comportamiento. ¡Malditas sean las señales del cuerpo!

¿Cómo pude pasar de no poder levantarme de una postura de yoga a este agujero negro? A menudo, tratamos a la mente y el cuerpo como dos entidades separadas y sentimos que debemos poner a una por encima de la otra. En general, ignoramos que entre ellas puede reinar la armonía, lo que nos lleva a disociar y a sentirnos incómodos en el mundo. No encontramos refugio en nosotros mismos, ni en la mente ni en el cuerpo, por lo que no tenemos ningún lugar al que llamar «hogar». El movimiento es fundamental para los seres humanos. La forma en que movemos el cuerpo se relaciona con la forma en la que nos movemos por el mundo. La clase de yoga no me ayudó a abordar por qué sentía estrés y ansiedad: se limitó a reemplazar una acción por otra, para que yo siguiera ocupada.

Vivimos en una cultura en la que se fomenta hacer de más. Trabajamos mucho, socializamos mucho, hacemos muchas actividades distintas, comemos mucho, tomamos mucho alcohol... y no alcanza el tiempo para procesar nada. Todo para que parezca que vivimos una vida plena. Como esos estímulos agudizan los sentidos, parece que solo tenemos dos formas de existir: a toda velocidad o agotados. La sociedad valida ambos estados. ¿Cuántas personas conoces que fuerzan el cuerpo al máximo en el trabajo y en las demás actividades que realizan porque creen que la mejor forma de pasar el tiempo es ser productivos o estar ocupados?

A veces, parece que el ejercicio físico contribuye a esa noción: existen meditaciones para que los empleados sean más productivos y clases de *spinning* que prometen epifanías espirituales, se promueve el yoga para vender ropa y abundan las chucherías espirituales que intentan darle sentido a la vida.

Pero ¿y si la ambición, la aceleración y el tener cada vez más no fueran los únicos objetivos? ¿Qué pasaría si también valoráramos sentir, explorar, aprender, disfrutar de la belleza del proceso, descansar, crear, pausar, volver a empezar, reparar, ajustar o incluso ser, existir en un estado de compasión con nosotros mismos y con el mundo?

En aquel entonces, más allá de qué actividad hiciera o cuánto tiempo le dedicara, seguía estresada y ansiosa. Hacer yoga, salir a correr y aprender boxeo me hicieron sentir eufórica por un tiempo, pero pronto volví a los hábitos que había cultivado a lo largo de los años, para así funcionar en mi entorno. Por eso me aplastaban el estrés y la ansiedad. Me había condicionado a esperar que una clase de actividad física un par de veces por semana me transformara la mente y el cuerpo, pero lo que de verdad necesitaba era sentarme a analizar cómo abordaba la vida y por qué.

Aquella experiencia en la clase de yoga con calor despertó en mí el deseo de descubrir cómo podía transformarme sin adoptar otro tratamiento de «superación personal». Había probado muchas alternativas distintas y, aunque en general lograba tener constancia durante un mes o incluso un año, a la larga siempre volvía a mis hábitos de estrés y ansiedad, porque estaba familiarizada con ellos. Cada nueva rutina exigía mucho esfuerzo mental para ejercer control sobre el cuerpo, pero este se rebelaba y el ciclo volvía a comenzar.

Esta búsqueda me llevó a aprender más sobre el sistema nervioso. Me metí de lleno en el movimiento corporal o somático y la interocepción, que es el sistema sensorial que brinda información sobre el estado interno del cuerpo.

Descubrí que la vida moderna tiende a pasar por alto la interocepción. Sin duda, yo no la había tenido en cuenta, al menos no hasta ese fatídico día en la clase de yoga. Tendemos a ser más conscientes de la exterocepción, que proporciona información sobre el cuerpo externo, como el entorno y la temperatura, y de la propiocepción (el más conocido de los tres términos), que nos da información sobre la fuerza, la presión y la ubicación del cuerpo en el espacio. Sin la propiocepción, no existirían el equilibrio, la coordinación y la agilidad, ya que gracias a ella movemos las extremidades sin mirarlas.

La interocepción, que se centra en las sensaciones internas, es la pata que falta, la que nos permite comprometernos por completo con nosotros mismos y sentir curiosidad sobre cómo hacemos lo que hacemos. Si no usamos la interocepción, terminamos intentando que la mente obligue al cuerpo a seguir adelante, más allá de las consecuencias. A menudo, atiendo a clientes que tienden a separar las sensaciones físicas de la experiencia interna. Esta es una forma muy común de habitar nuestro mundo acelerado, pero también puede ser una barrera que nos impide conectar de verdad con nosotros mismos y nuestro cuerpo.

La noción del cuerpo y la mente como entes separados

¿Cuál es el origen de esta separación entre la mente y el cuerpo? Hay muchas explicaciones posibles. Vivimos en una cultura que valora mucho más la mente que el cuerpo, por lo que tendemos a creer que los pensamientos y las emociones son más importantes que las sensaciones físicas. Si nos tocó pasar por un trauma, puede que hayamos aprendido a disociarnos del cuerpo para hacer frente a los recuerdos dolorosos. Si experimentamos un dolor crónico, tal vez nos hayamos acostumbrado a ignorar las sensaciones físicas a fin de lidiar con el malestar.

El concepto filosófico de la división entre el cuerpo y la mente proviene del filósofo francés René Descartes (1596-1650), que postuló que la mente y el cuerpo son dos sustancias distintas, ya que la mente es inmaterial y el cuerpo, material.[2] Esta separación puede tener consecuencias muy profundas en nuestra vida. Quizá nos lleve a sentirnos desconectados de nosotros mismos, de nuestro cuerpo y del mundo que nos rodea. También puede hacer que sea difícil hacer frente al dolor, el estrés y la ansiedad.

Cuando me refiero a la «mente», me apoyo en la definición moderna de la neurocientífica Susan Greenfield, quien la concibe como «la personalización del cerebro a través de la configuración dinámica única de nuestras conexiones neuronales, que, a la vez, provienen de nuestras experiencias individuales».[3] En palabras más sencillas, las vías neuronales del cerebro tienen un trazado único, producto de la vida que hemos llevado. Entendemos el mundo a partir de nuestra biografía.

Por ejemplo, pensemos en alguien que tenga fobia a los perros, alguien para quien los perros sean la personificación del miedo. Tal vez leyó o escuchó historias que refuerzan ese miedo, como una noticia sobre un perro que mordió a un niño, o quizá de niño tenía un vecino con un perro guardián que ladraba a través de la reja cada vez que alguien pasaba por delante. Tal vez esa persona se crio en una cultura que consideraba que los perros eran sucios y salvajes, y creía que era necesario contener esa naturaleza. Cuando esa persona ve un perro, evoca toda esta información. El cuerpo también reacciona: el miedo a los perros se siente a nivel físico, incluso antes de tener tiempo de pensar en una respuesta. El corazón le late con fuerza, le sudan las manos y le dan ganas de salir corriendo cada vez que ve un perro, porque el cerebro reacciona a partir de las ideas que tiene sobre ese animal. Los puños se le cierran, se le tensa la garganta y la respiración se vuelve superficial. Estas señales corporales informan al cerebro de que hay peligro. En una visión integrada de la mente y el cuerpo, entendemos que todas nuestras experiencias ayudan a que el cuerpo responda con velocidad para sacarnos del peligro.

Yo soy un claro ejemplo de lo anterior. Siempre me aterrorizaron los perros, pero con los años mis amigos fueron teniendo perros y, al conocerlos, vi lo cariñosos, confiados y vulnerables que son. Conocí al cachorro de *boston terrier* más bonito del mundo. Era suavecito y amistoso, y me robó el corazón; tanto que este adorable encuentro sembró la semilla para que ahora tenga tres *boston terriers*, que disfrutan de un lugar privilegiado en mi hogar.

Cambié mis experiencias negativas con los perros por experiencias nuevas y placenteras. Así, transformé mi forma de pensar sobre ellos. Ahora, en lugar de tenerles miedo, disfruto de tenerlos cerca.

Con esto quiero decir que nuestras respuestas se apoyan en las sensaciones corporales y las experiencias que tuvimos. No es que la mente piense en qué hacer e informe al cuerpo, sino que el cuerpo envía señales a la mente. A menos que estés en una situación peligrosa, te invito a hacer una pausa y considerar qué información está transmitiendo tu cuerpo. Volviendo a mi relación con los perros, un día vi a un cachorrito de ojos enormes que transmitían vulnerabilidad, y mi cuerpo se relajó y sonreí, señal de que ese «perro concreto» no suponía ningún peligro. Cuando nos sintonizamos con las respuestas corporales y ahondamos en ellas, somos capaces de cambiar las emociones y pensamientos para hacer frente a la vida en el momento.

Cargamos con el legado de una visión mecanicista del cuerpo como una entidad separada de la mente. Esta separación entre mente y cuerpo también tiene sus raíces en el estudio de la anatomía humana por medio de la disección, que se remonta al siglo XVIII. El estudio científico del cuerpo, como la identificación de músculos específicos conectados a un extremo de un hueso en particular, o el examen del intestino como órgano de digestión, sirve para visualizar las diferentes partes del cuerpo. No obstante, una consecuencia involuntaria de este proceso es que tendemos a pensar en el cuerpo como una máquina de carne y hueso, lo que nos lleva a ignorar que los humanos somos seres holísticos. Debido a que privilegiamos a la mente y pensamos que es más consciente y perspicaz que el cuerpo, a muchos nos confunden las sensaciones corporales o no somos conscientes de cómo se siente nuestro cuerpo. Esta perspectiva mecanicista no tiene en cuenta la interocepción, es decir, el proceso por el cual el cerebro interpreta las señales de los órganos, músculos y tejidos internos. A partir de estas señales, se crea una representación del estado del cuerpo, que sirve para fundamentar los pensamientos, los sentimientos y las acciones.

La visión mecanicista del «cuerpo» no arroja luz sobre cómo interactúan la mente, el sistema nervioso, los órganos y los músculos, ni sobre la comunicación continua entre todos los sistemas corporales que componen el yo, incluidos el cuerpo y la mente. El paradigma predominante sigue siendo que somos un cerebro con un cuerpo, aunque ahora entendemos que somos más bien un cuerpo con un cerebro. Salir de la visión mecanicista del cuerpo es un paso importante para comprender cómo debemos cuidarnos en profundidad.

Ejercicio de respiración desde una óptica mecanicista

Para realizar este ejercicio de respiración, sigue cada uno de los pasos como si fuera una actividad física.

1. Antes de empezar, tómate un tiempo para ver cómo estás.
2. Siéntate o acuéstate. Cierra los ojos.
3. Inhala por la nariz durante cuatro segundos, expandiendo el abdomen.
4. Exhala por la nariz durante cuatro segundos, contrayendo el abdomen.
5. Repite el ejercicio tres veces.
6. Abre los ojos despacio. ¿Cómo te sientes? ¿Un poco sin aliento? ¿Notas el esfuerzo realizado en los músculos del abdomen? ¿Te sientes en paz? Lo más probable es que no.

Ejercicio de respiración somático

Realiza este ejercicio prestando atención a tus sensaciones corporales o interoceptivas.

1. Acuéstate o siéntate en el suelo y cierra los ojos. Concéntrate en la respiración, en el aire que entra y sale por la nariz.
2. Inhala poco a poco por la nariz contando despacio hasta cuatro, hinchando el vientre.
3. Exhala poco a poco por la nariz contando despacio hasta cuatro, deshinchando el vientre.
4. Continúa con este ritmo de respiración mientras piensas en el movimiento pulsante de una medusa. Haz que cada respiración sea más suave e imagina que los pulmones se expanden hacia las costillas al inhalar y se retraen al exhalar.
5. Respira un par de veces más y, cuando lo desees, abre los ojos. ¿Cómo te sientes ahora?

En el primer ejercicio, la sensación es la de realizar una actividad con el cuerpo externo, con los hábitos que acumulamos a lo largo de los años. Nos exige un esfuerzo considerable y no nos genera placer. Por eso, lo más probable es que sigamos sintiendo lo mismo: que no ha habido ningún cambio en nuestro estado mental.

En cambio, el segundo ejercicio es más delicado y cultiva la conciencia del cuerpo interno. Requiere menos esfuerzo muscular o corporal externo. Así, lo más seguro es que, al terminar, nos sintamos más tranquilos y conectados.

Abrazar la interocepción

Como hemos visto, la interocepción es la forma en la que percibimos el estado del cuerpo interno y tiene una gran incidencia sobre muchos aspectos de la vida, como la autorregulación, la salud mental y la conexión social.

La idea que tenemos de nosotros mismos se compone de la conciencia de nuestro cuerpo físico, los sentimientos, los sentidos, el movimiento y el pensamiento.[4] Cuando escuchamos las señales del interior, es más probable que accedamos a niveles de conciencia más profundos que nos permitan discernir, diferenciar, acceder a un estado de curiosidad, explorar la creatividad y abrazar la novedad. Así, aprendemos a interpretar mejor nuestros sentimientos y a tomar decisiones bien informadas en todo tipo de situaciones. Cuando ignoramos estas señales y seguimos adelante, no hay crecimiento. Nos quedamos atascados en las antiguas creencias sobre nosotros mismos, que siguen limitando nuestra experiencia.

La idea tradicional de que el cerebro controla el cuerpo y el cuerpo obedece al cerebro es incorrecta. En mi experiencia, resulta más útil y preciso pensar que el cuerpo y el cerebro están en permanente diálogo. El cerebro se ocupa de mantenernos vivos al distribuir bien los recursos con los que contamos.[5] Para eso recibe flujos de datos del cuerpo, que le proporciona información en tiempo real sobre cómo estamos en cada momento. Este diálogo bidireccional permanente permite que el cerebro ajuste los niveles de los recursos, como la glucosa y el agua, para que operemos de manera óptima en un entorno en constante cambio.

El cerebro busca predecir todo el tiempo lo que nos sucederá a continuación. De este modo, intenta mantener la estabilidad del entorno interno del cuerpo, incluso cuando el entorno externo cambia. La interocepción, o la representación cerebral de las sensaciones que surgen del cuerpo, es el resultado sensorial de los intentos del cerebro por regular los sistemas internos del cuerpo. Es fundamental para todo, desde el pensamiento hasta las emociones, la toma de decisiones y nuestro sentido de quiénes somos.

Sentimos lo que el cerebro cree[6]

En la década de 1970, el neurocientífico David Marr planteó la idea de que nuestros cerebros efectúan predicciones. Marr sostenía que, para dar sentido al mundo, el cerebro intenta predecir lo que sucederá a continuación. Esta idea se hizo más conocida gracias a la neurocientífica Lisa Feldman Barret,[7] cuya investigación es clave para mi enfoque y nos ayuda a entender cómo y por qué el Programa Serenidad es tan efectivo a la hora de cambiar hábitos.

El cerebro no se limita a reaccionar al mundo que nos rodea. Se dedica a intentar anticiparse a lo que va a suceder para así mantener el equilibrio entre los recursos que utiliza. El cuerpo envía señales al cerebro sin que nos demos cuenta: estas señales le indican al cerebro cómo es nuestro estado interno, ya que brindan información sobre la frecuencia cardíaca, la presión arterial y la temperatura corporal, entre otras cuestiones.

En el siglo XIX, los científicos creían que el cerebro era un órgano pasivo que respondía a los estímulos ambientales. Esta visión del cerebro como algo reactivo a las situaciones parecía ser congruente con la observación de que las neuronas del cerebro se activan en respuesta a la información sensorial. Sin embargo, a principios del siglo XX, los científicos se dieron cuenta de que el cerebro no es solo un órgano pasivo, sino que está en actividad todo el tiempo, incluso cuando no experimentamos ningún estímulo externo. El cerebro está activo porque genera predicciones sobre el mundo.

Como el cerebro está metido en el cráneo y no puede acceder al mundo exterior, crea mapas del cuerpo a partir de los nuevos datos sensoriales y de las experiencias previas. Anticipa lo que va a suceder y se vale de los datos de sus sentidos para confirmar o pulir estas predicciones. De este modo, el cerebro formula predicciones sobre el futuro inmediato y adopta las medidas necesarias para preservar nuestra salud y seguridad.

Por ejemplo, imagina que estás en el jardín y quieres mover una maceta grande y pesada de color gris oscuro al otro lado del camino. La maceta tiene el mismo color, tamaño y forma que las demás macetas del jardín. Ya has movido algunas antes y sabes lo pesadas que son. Te agachas y te predispones a agarrar esa maceta tan pesada. Aun así, apenas apoyas los dedos en la maceta, incluso antes de intentar levantarla, te das cuenta de que es de plástico, lo que la vuelve mucho más liviana que las macetas de cerámica de apariencia similar. Tus sentidos no son congruentes con la predicción de tu cerebro y, como ya has empezado a moverte, usas más fuerza de la que necesitas para levantar la maceta y tienes que estabilizarte. Si te mueves más despacio y permites que el cerebro procese todos los datos que recibe, tal vez logres ajustar el esfuerzo que haces al levantar la maceta.

El cerebro se ha anticipado al peso de la maceta a partir de las experiencias previas con las demás macetas del jardín. Sin embargo, la información sensorial le indica que esta maceta es mucho más liviana y hace falta menos esfuerzo para levantarla. Entonces, el cerebro debe actualizar su comprensión de esta maceta más liviana y reubicarla en el modelo que tiene sobre tu cuerpo en el mundo. La próxima vez que vayas a recoger una maceta, tal vez le des unas pataditas con el pie para ver de qué está hecha o intentes reconocer a simple vista si está hecha de un material menos pesado.

Entre las predicciones del cerebro y la información sensorial se da una danza de influencia y refinamiento mutuo. El cerebro se dedica a hacer predicciones sobre el mundo que nos rodea, que incluyen los movimientos del propio cuerpo. Si el cerebro se limitara a reaccionar, tendría que esperar a recibir información sensorial antes de dar órdenes motoras a los músculos, lo que sería lento e ineficiente. Mediante las predicciones motoras, el cerebro anticipa la necesidad de moverse y dar órdenes motoras con más celeridad, algo esencial para la supervivencia. Por ejemplo, si vemos una serpiente, las predicciones motoras del cerebro nos llevarán a apartarnos del camino antes de que podamos pensar en ello de forma consciente. Así, reaccionamos ante las amenazas de forma rápida y eficaz.

En términos sencillos, las redes interoceptivas del cerebro son el esfuerzo conjunto del área encargada de distribuir los recursos corporales y la corteza interoceptiva primaria, que se ocupa de recibir la información sensorial, para mantenernos con vida. Cuando nos movemos por fuera o por dentro, usamos parte de nuestros recursos energéticos. No es necesario hacer movimientos físicos: por ejemplo, si un conocido suele criticarnos, cuando lo vemos caminar hacia nosotros, el cerebro anticipa que necesitaremos energía y libera cortisol, que llena el torrente sanguíneo de glucosa, de modo que los músculos se alargan y contraen para permitirnos huir de aquello que percibimos como desagradable. Incluso la idea de que alguien nos critique basta pata agotar ciertos recursos del cuerpo.

Las personas que nos rodean también pueden hacer que regulemos los recursos corporales de forma positiva. Cuando pasamos tiempo con nuestra pareja, sincronizamos la respiración y los latidos del corazón, por lo que el área encargada de administrar los recursos corporales no tiene tanta carga. Todas las cosas que hacemos, pensamos, imaginamos, vemos, oímos, tocamos y olemos, así como todas las personas con las que interactuamos, inciden sobre los recursos del cuerpo que usamos. Estos elementos externos e internos ofrecen al cerebro información sobre el mundo y le ayudan a comprenderlo.

Para recargar las reservas, es necesario comer bien, mantenernos hidratados y dormir. El «gasto» de recursos corporales también es menor cuando pasamos tiempo con nuestros seres queridos o hacemos algo que nos divierte. Comprender que la mente y el cuerpo forman un todo integrado es transformador.

¿Cuál es la consecuencia de vivir con la visión predominante de que el cuerpo y la mente son entes separados? Desde que empecé a dar clases, mis clientes me han mostrado, a través de la tensión de los músculos, la mandíbula y los hombros, los nudos en el estómago y la imposibilidad de usar la capacidad total de los pulmones para respirar, que el cuerpo físico marca los eventos y los hábitos de los que está hecha la vida. El cuerpo está moldeado por cómo nos sentimos, qué comemos, cómo descansamos y por nuestros comportamientos, hábitos y entorno. Cultivar el sentido interoceptivo es muy bueno para el bienestar. Algunos estudios recientes sugieren que poner atención a las señales de los órganos internos nos permite autorregular las emociones y mantener la depresión y la ansiedad a raya.[8]

La interocepción es un proceso complejo: es el puente entre la mente y el cuerpo, esencial para la supervivencia. No podemos cambiar nuestro estado físico o mental a largo plazo con pura fuerza de voluntad o solo mediante la racionalización. Es necesario que todo nuestro ser participe de forma activa, y eso incluye escuchar las señales del cuerpo.

El cerebro hace un mapa del cuerpo

El cerebro elabora un mapa del cuerpo a través de un proceso denominado «somatotopía» que organiza la información sensorial y motora del cuerpo en el cerebro.

La información sensorial del cuerpo se recibe en la corteza somatosensorial, una parte del cerebro ubicada justo detrás de la frente, en el lóbulo parietal. La corteza somatosensorial se divide formando un mapa del cuerpo donde cada una de las partes está representada por un área específica de la corteza.

La corteza motora, que es la parte del cerebro que controla el movimiento, se encuentra en el lóbulo frontal, justo delante de la corteza somatosensorial. También forma un mapa del cuerpo, ya que todas las áreas de la corteza representan una parte del cuerpo.

El cerebro tiene una somatotopía elástica que cambia con el tiempo, según nuestras experiencias. Por ejemplo, si perdemos una extremidad, el cerebro reorganiza la corteza somatosensorial para usar el área que antes estaba dedicada a la extremidad faltante para las partes restantes del cuerpo.

La somatotopía del cerebro también está influenciada por nuestras emociones. Así, cuando sentimos dolor, la corteza somatosensorial se vuelve más activa, ya que el cerebro presta más atención a la parte del cuerpo que nos duele. Un dato curioso es que el cuerpo no puede sentir con exactitud dónde termina. Sentimos un área alrededor del cuerpo llamada «espacio peripersonal», una suerte de burbuja que rodea el cuerpo y está definida por los sentidos.

Los sentidos, como el tacto, la propiocepción y la visión, actúan de forma conjunta para crear el espacio peripersonal. El tacto nos brinda información sobre el contacto entre el cuerpo y el mundo exterior. La propiocepción nos indica dónde están y cómo se mueven las partes del cuerpo. La vista nos avisa sobre los objetos que tenemos alrededor.

El espacio peripersonal no es fijo, sino que cambia según nuestra atención, emociones y entorno. Cuando nos ponemos un gorro, de alguna manera sabemos hasta qué punto nos tenemos que agachar al pasar por una puerta para que no se caiga: el espacio peripersonal se agranda para incluir ese objeto. En cambio, cuando estamos en medio de una situación peligrosa, el espacio peripersonal se reduce para protegernos.

Al cuerpo le gusta recibir retroalimentación del suelo y las paredes para serenar el sistema nervioso, ya que esto ofrece una sensación de seguridad y estabilidad. Cuando estamos estresados o ansiosos, el cuerpo entra en un estado de hiperexcitación: el ritmo cardíaco y la respiración aumentan, los músculos se tensan y los sentidos se intensifican. Si bien esta reacción ante el peligro es normal, puede resultar desagradable y nos impide pensar con claridad. La retroalimentación del suelo y las paredes puede ayudar a calmar el sistema nervioso, ya que brinda una sensación de estabilidad y apoyo. Cuando sentimos que el cuerpo está apoyado en una superficie sólida, el cerebro recibe el mensaje de que estamos seguros y protegidos, lo que ayuda a ralentizar el ritmo cardíaco y la respiración, relajar los músculos y reducir la ansiedad.

CASO PRÁCTICO: SAVANNAH

Conocí a Savannah en Londres, cuando se acercó a uno de mis gimnasios para recibir sesiones individuales. Trabajaba en un banco y estaba muy estresada, por lo que sentía mucha ansiedad y agotamiento y sus patrones de sueño eran erráticos. Había empezado un trabajo nuevo que implicaba muchas más responsabilidades. Como tenía que hablar con personas de todas las zonas horarias del mundo, encendía el ordenador a primera hora de la mañana y, doce horas después, seguía conectada trabajando. Dormía poco y siempre estaba pendiente del trabajo.

Savannah se daba cuenta de que estar al borde del agotamiento no era saludable ni sostenible. A menudo se sentía abrumada, ansiosa e incluso un poco perdida, lo que a nivel físico se manifestó en que adoptó un estado de protección, curvando los hombros e inclinándose sobre la parte delantera del cuerpo. A la vez, este estado afectó su respiración, que se volvió menos profunda. Al igual que muchos de mis clientes, Savannah se lanzaba a clases muy demandantes de gimnasia, *spinning* y HIIT para «resolver el estrés» y dormir mejor, pero al día siguiente terminaba dolorida. Esperaba que el ejercicio físico fuera tan agotador que la obligara a dormir, pero cuando la cabeza caía sobre la almohada, los pensamientos iban hacia los mercados financieros, el valor del dólar y lo que tenía que hacer a primera hora de la mañana.

Como su trabajo consistía en encontrar soluciones, encaró la vida de manera similar, convirtiéndose en una persona fuerte capaz de organizarlo todo para todos los demás. Deseaba adoptar hábitos más saludables, pero cada vez que lo intentaba el trabajo se interponía y se le agotaba toda la energía para seguir con su nueva rutina. Se sentía mal consigo misma, lo que aumentaba aún más sus ganas de sobresalir en todas las áreas, de esforzarse por ser mejor.

Savannah estaba tan acostumbrada a valerse de la inteligencia para resolver problemas y organizar las cosas de los demás que se había olvidado de cómo ocuparse de sí misma. Nos embarcamos en una serie de sesiones privadas, donde me enfoqué en sus patrones de respiración y la ayudé a notar poco a poco cómo se movía y dónde almacenaba la tensión. Cuando concentramos la atención en el cuerpo físico, percibimos lo que sentimos, lo que a su vez cambia las sensaciones. En este caso, la atención sirvió para acomodar la respiración.

Le enseñé a Savannah a incorporar estrategias sencillas en su día a día para serenar la mente y el cuerpo frente a la intensidad de su vida laboral. Cuanto más pudiera dejar ir las consecuencias de las cosas que la estresaban durante el día, más podría desconectar de su día de trabajo por la noche y recuperar la capacidad para dormir. Savannah y yo estábamos trabajando juntas cuando se desencadenó la pandemia y seguimos trabajando durante la cuarentena, ya que pudimos conectarnos por internet.

Gracias a su compromiso con el cuidado profundo constante, cuando perdió a sus padres justo cuando estábamos saliendo de la pandemia (y recuerdo que no se recomendaban las reuniones sociales ni las visitas a los geriátricos), las sesiones la ayudaron a lidiar con el trauma y la pérdida y a sentir compasión por sí misma. Se convirtió en alguien que podía cuidar de sí misma, tener buenos resultados en un trabajo exigente y trazar límites sanos entre su trabajo y su vida personal. Cultivó la resiliencia y aprendió a metabolizar las emociones a través del cuerpo en lugar de reprimirlas.

Ahora, Savannah se siente contenta y ligera de cuerpo, espíritu y mente. Sigue participando en mis clases en línea y se inscribe en todos los retiros porque entiende que cuidarse a sí misma no es un truco a corto plazo: el cuidado profundo es un proceso que dura toda la vida y que nos ayuda a encarnar todo nuestro potencial. La mayoría de las personas eligen hacer hincapié en una parte de su vida, que pasa a ser la vidriera resplandeciente que demuestra que tienen el control y llevan una vida llena de experiencias externas, como viajes, compras y restaurantes de lujo. Así, intentan rechazar todo lo que no se ajusta a la idea de la persona que quieren proyectar hacia fuera. No obstante, cuando abrazamos la totalidad de nuestro ser, incluidas las partes menos brillantes, y empezamos a sentir curiosidad por ellas, ponemos fin a la guerra interna entre las distintas partes que nos componen y somos más capaces de cultivar una relación más compasiva con nosotros mismos.

Forjar una relación compasiva con nosotros mismos nos permite forjar vínculos compasivos y auténticos con los demás y con el entorno. Para ello, es necesario dejar de empeñarnos en alcanzar una versión idealizada de quiénes somos y aceptar nuestra versión real y humana. ¿No es este un modo de traer más paz a nuestra vida?

Cuando estamos descansados, somos capaces de gestionar los recursos y dirigir la atención a donde hace falta. En cambio, cuando estamos agotados, tendemos a acudir a las estrategias habituales que nos ayudan a funcionar en nuestro entorno. Aprender a hacer las cosas de manera diferente requiere esfuerzo, y cuando estamos cansados y con la cabeza a mil no tenemos energía para cuestionar o cambiar nuestros hábitos.

El sistema nervioso

En el capítulo seis, abordaremos el descanso. Por ahora, centrémonos en la escucha, para lo que vamos a volvernos hacia el cuerpo humano con un enfoque físico o integrado.

Si bien aprender los nombres de los músculos en latín resulta útil, la terminología no es suficiente para que nos hagamos una idea de las relaciones que existen en el cuerpo a fin de entender de forma más cabal lo dinámico, complejo, multidimensional, interconectado y profundo que es el organismo.

¿Pero de qué sirve entender el cuerpo como organismo, cuando lo que buscamos es aprender a calmar el sistema nervioso y empezar a vivir mejor? Si no comprendemos que, desde que somos apenas una célula, todos los sistemas del cuerpo están interconectados, no podremos salir de la eterna relación de tira y afloja con la mente y el cuerpo, lo que nos agota y exaspera.

Sin más preámbulos, entonces, pasemos a las explicaciones.

El organismo humano está dispuesto de modo interrelacionado desde su concepción. Las interdependencias comienzan a formarse cuando somos embriones y continúa durante toda la vida. Una parte importante de mi trabajo es educar a los clientes sobre el cuerpo y sobre cómo este interactúa con la mente, para lo que es clave entender que somos sistemas integrados y que todas nuestras partes trabajan en conjunto. Trabajo con personas que tienen problemas para regular el sistema nervioso, lo que se manifiesta como ansiedad crónica, estrés o dificultad para dormir. Muchas veces, mis clientes están lidiando con mucho dolor o intentando superar eventos traumáticos que han echado raíces muy profundas en sus vidas. Como voy a hablar mucho del sistema nervioso, conviene que lo definamos bien.

El sistema nervioso está integrado por el cerebro, la médula espinal y todas las vías mediante las cuales estos se comunican con los órganos y el cuerpo, y, a su vez, los órganos y el cuerpo se comunican con el cerebro y la médula espinal. Tu sistema nervioso es un circuito en permanente comunicación. Antes, se creía que el cerebro manejaba el cuerpo, pero lo que en realidad ocurre es que la mayoría de la información va del cuerpo al cerebro y no del cerebro al cuerpo.[9]

Tradicionalmente, el sistema nervioso se divide en dos: el sistema nervioso central, compuesto por el cerebro y la médula espinal, y el sistema nervioso periférico, integrado por los nervios que se ramifican por todo el cuerpo. El sistema nervioso periférico se divide en el sistema nervioso somático y el sistema nervioso autónomo.

El sistema nervioso somático se relaciona con los músculos que podemos controlar: está formado por los nervios que recorren todo el cuerpo y llevan información procedente de los sentidos, como el sonido y el tacto. El sistema nervioso autónomo es la parte del sistema nervioso que conecta el cerebro con los órganos. A su vez, se subdivide en:

- **Sistema nervioso simpático:** también llamado «respuesta al estrés». Como este término parece estar relacionado con lo emocional, prefiero pensarlo en términos más físicos: como la parte del sistema nervioso que nos predispone para actuar, ya que activa los procesos corporales que nos preparan para la acción. Este subsistema es el responsable de lo que se conoce como «respuesta de lucha, parálisis o huida».
- **Sistema nervioso parasimpático:** esta parte del sistema nervioso autónomo se ocupa de los procesos corporales de descanso, reparación y digestión. Es como un freno que se contrapone a la parte del sistema vinculada con la acción: me gusta pensarlo como algo necesario para la recuperación o las respuestas pasivas del sistema.
- **Sistema nervioso entérico:** esta parte del sistema nervioso está compuesta por una red de neuronas que recubren el intestino. Es un sistema complejo y aún no se lo entiende del todo. A veces, se lo denomina el «segundo cerebro» porque puede actuar por fuera del sistema nervioso central. Esta parte del sistema nervioso se ocupa de la digestión, la absorción y la inmunidad, y desempeña un papel clave en la regulación del estado de ánimo, ya que está conectada con los centros emocionales del cerebro.

El sistema nervioso regula los demás sistemas biológicos del cuerpo, que, a su vez, influyen sobre el sistema nervioso. No te preocupes si todas estas subdivisiones resultan confusas: lo principal es entender que el sistema nervioso y el resto del cuerpo se comunican mediante un circuito interconectado y continuo, y que, si deseamos hacer un cambio sostenible en el tiempo, tenemos que concentrarnos en esa retroalimentación entre el sistema nervioso y el cuerpo. Esta conexión continua se da también durante el desarrollo del embrión humano: de ahí que los sistemas del cuerpo estén entrelazados y tengan muchas capas. A continuación, nos adentraremos en este tema.

Cómo se forma el cuerpo

Después de que el espermatozoide fecunde el óvulo, las células se dividen y forman una capa de dos discos dentro de dos cavidades llenas de líquido. Más tarde, se desarrolla una tercera capa en el medio, por lo que el cuerpo pasa a estar dividido en una parte delantera, una parte media y una parte trasera.

- La capa delantera, que se denomina «endodermo», da lugar a los sistemas digestivo y respiratorio, el hígado, el páncreas y los pulmones internos.
- De la capa intermedia o «mesodermo» surgen los sistemas circulatorio, esquelético, muscular, cardiovascular y reproductivo, así como el tejido conectivo.
- Por su parte, la capa trasera o «ectodermo» da origen al sistema nervioso y a la piel.

Cada capa tiene sus propios atributos: el endodermo interviene en la nutrición, la absorción y la secreción; el ectodermo siente, se comunica, reacciona y toma decisiones; mientras que el mesodermo se ocupa de la unidad del cuerpo y permite el movimiento. Esta última parte del cuerpo tiene que ver con la acción, ya que aporta estabilidad y la capacidad de acercarse al alimento y alejarse del peligro.

Como vemos, estas tres capas tienen origen en el mismo tejido. Si bien se especializan para desempeñar funciones distintas, siguen interconectadas durante toda la vida. Para mí, esta explicación nos ayuda a comprender que el cuerpo humano es un todo complejo y entrelazado desde la concepción y en adelante.

El primer sistema que se desarrolla en el embrión es el sistema circulatorio, lo que tiene mucho sentido, ya que es el sistema que se ocupa de llevar los nutrientes a las células y de eliminar los desechos. El embrión se forma plegándose y girando sobre sí mismo: lo externo se vuelve interno y lo interno se vuelve externo; no existe una separación entre estas dos capas. Así, se crean cavidades y tubos que permiten que se formen diferentes sistemas de órganos.

El feto humano está suspendido en líquido y unido a su madre por el cordón umbilical, a través del que se alimenta y se deshace de los desechos.

El cuello se desarrolla desde el centro del feto y va hacia arriba hasta la cabeza y hacia abajo hasta lo que se convertirá en el coxis. También se desarrollan las extremidades superiores y después las inferiores. El sistema nervioso del feto se desarrolla a través del movimiento para ayudar a organizar las distintas tareas que tienen lugar en el embrión. Los primeros nervios que aparecen en el cuerpo son los nervios vestibulares del oído interno, que registran el entorno por medio del equilibrio y la orientación espacial. En el sistema nervioso se procesa la información sensorial; los primeros nervios que se desarrollan son los motores y después surgen los sensoriales. La retroalimentación del movimiento es esencial para el desarrollo futuro del bebé humano a nivel físico, sensorial, perceptivo, psicológico y mental.

Lo primero es el movimiento y, a partir de él, se construye la retroalimentación sensorial. El movimiento es la conciencia original.[10] El feto detecta los movimientos de la madre y la madre lo mueve, lo que, a su vez, incide sobre el movimiento del feto. Los nervios sensoriales que van del cuerpo al cerebro envían señales a los nervios motores para que contraigan y relajen los músculos. Esta comunicación a través del sistema nervioso es la forma en la que el feto entiende que tiene una identidad distinta a la de la madre. El movimiento se detecta en todas las células del cuerpo: las de los huesos, las articulaciones, los músculos, el tejido conectivo y los nervios interoceptivos de los órganos.

Al observar esta relación entre el feto y su entorno, entendemos que todo el cuerpo piensa, siente y se mueve para comprender dónde está en relación con la gravedad, el espacio, el tiempo y la energía. Aprender sobre nuestro propio desarrollo nos ayuda a relacionarnos con las fuerzas que organizaron nuestros sistemas y que siguen rigiéndolos durante toda la vida.

Otro sistema importante que es fundamental para entender el cuerpo humano como un sistema interconectado es el sistema fascial.

La fascia, junto con los ligamentos, los tendones, los cartílagos, los huesos y la sangre, forma parte de lo que conocemos como «tejido conectivo», que une, sujeta y conecta otros tejidos y órganos del cuerpo. La fascia es una red de tejido conectivo húmedo que se encuentra inmediatamente debajo de la piel y que recorre todo el cuerpo, dándole forma y estructura. Envuelve los huesos, cartílagos, órganos y músculos, y también los atraviesa. Para imaginarlo mejor, podemos pensar en un rollo de *sushi* envuelto con una hoja de alga, solo que aquí el recubrimiento no estaría solo en el exterior, sino también en el interior.

Así, tenemos distintas estructuras resbaladizas cubiertas por otras estructuras resbaladizas.

La fascia es una tira de tejido conectivo subcutáneo que une, estabiliza, encierra y separa los músculos y demás órganos internos. Cubre todas las estructuras corporales, de la cabeza a los pies, de forma continua e ininterrumpida. Las redes fasciales nos conectan desde las plantas de los pies hasta la coronilla; también hay redes que recorren el cuerpo de forma horizontal y diagonal. El sistema fascial tiene muchas terminaciones nerviosas sensoriales que detectan los cambios de la fuerza, el movimiento y la presión y envían esta información al resto del cuerpo y al cerebro. El cuerpo se mueve y se siente a sí mismo como un conjunto: somos organismos interconectados compuestos por partes que se relacionan entre sí y con el todo. Esta idea es central para entender que el movimiento y el tacto son un aspecto esencial de quiénes somos. El tacto no es solo superficial: se relaciona con todo el sistema y es útil tanto para el cuidado personal como para las terapias de contacto, como veremos en el capítulo 4.

La fascia no es una estructura pasiva: desempeña un papel activo al ayudar a transmitir la fuerza y la información por todo el cuerpo. El sistema fascial está en constante movimiento, incluso cuando descansamos.

Otro concepto que nos ayuda a dejar de lado la visión mecanicista del cuerpo es el de la tensegridad, principio arquitectónico según el cual el equilibrio de un sistema depende una red de elementos tensados interconectados, que puede aplicarse al cuerpo humano. Los huesos se mantienen en su lugar gracias a la tensión de los músculos y la fascia: no están conectados entre sí mediante una estructura rígida, sino que están suspendidos en una red de tejidos blandos, a fin de que el cuerpo pueda moverse y doblarse sin romper el esqueleto.

La columna vertebral es una estructura de tensegridad. Las vértebras se mantienen en su lugar por la tensión de los ligamentos y los músculos, que permite que la columna sea flexible y absorba los golpes. Por su parte, la forma del cuerpo está determinada por el equilibrio en la tensión de los tejidos blandos. Cuando el cuerpo está bien alineado, esta tensión se equilibra, creando así una sensación de comodidad y ligereza.

El principio de tensegridad es un recordatorio de que el cuerpo no es una máquina, sino un sistema complejo sostenido por una red de elementos interconectados. Entender este principio nos permite apreciar la belleza y la sofisticación de nuestros cuerpos.

Ejercicio de balanceo restaurativo

Si bien en este capítulo hemos visto bastante teoría, escuchar al cuerpo es algo experiencial. El siguiente ejercicio te ayudará a conectar con todo tu cuerpo y hará que la información fluya con naturalidad en tu interior. Es una manera sencilla de acceder a las sensaciones corporales que utilizo a diario y enseño a mis clientes. El término técnico es que «oscilaremos» por los huesos, aunque a mí me gusta hablar de «sacudir el cuerpo». Durante la pandemia, cuando estaba tan dispersa que me era imposible seguir con mi rutina de meditación, este ejercicio se convirtió en mi preferido. En ese contexto, meditar no me servía para sacarme el miedo que se manifestaba en forma de tensión muscular. Después de las sesiones con mis clientes, este ejercicio me ayuda a soltar su carga emocional. Además, lo hago antes de hacer un ejercicio de movimiento a fin de relajar el sistema nervioso simpático y activar el parasimpático (página 41) y antes de irme a dormir para liberar las tensiones del día.

¿De qué se trata? Balancear el cuerpo es muy bueno para soltar la tensión y calmar el sistema nervioso cuando está sobreestimulado, ya que el vaivén nos hace ejercer presión sobre distintas partes del cuerpo y comprime las articulaciones, lo que ayuda a regular los niveles de excitación y promueve el equilibrio y la tranquilidad. El balanceo activa el sistema nervioso parasimpático, que nos ayuda a calmarnos, y relaja el sistema nervioso simpático, que se activa con el estrés y aumenta la tensión muscular, la frecuencia cardíaca y el ritmo respiratorio. Cuando estamos tensos de tanto contener los sentimientos, el balanceo suave libera un torrente de endorfinas que nos conduce a un estado de mayor calma y relajación y reduce el impacto de aquello que nos hizo estresar. Además, el balanceo aumenta la circulación al enviar más oxígeno a las articulaciones, lo que reduce la inflamación y el dolor. Solo necesitamos de cinco a diez minutos.

La primera vez que hagas el ejercicio, concéntrate en las sensaciones corporales. Después, vuelve a intentarlo, haciendo movimientos cada vez más suaves. En los capítulos siguientes, retomaremos este ejercicio y le agregaremos más ideas sobre el movimiento.

1. Acuéstate sobre una superficie blanda, ya sea una moqueta o una manta en el suelo. Extiende las piernas y deja los brazos cerca del torso, sin tocar los lados.
2. Observa cómo te has tumbado: ¿qué parte de la nuca está apoyada en el suelo? ¿Justo atrás de la cabeza o un poco más hacia la izquierda o la derecha? ¿Hacia dónde apunta la nariz?
3. Concéntrate en el cuello y en cómo se curva hacia dentro. Nota que el cuello va hasta la parte superior de la columna, entre los omóplatos. Siente el omóplato derecho: ¿cómo se apoya en el suelo? Ahora, el omóplato izquierdo: ¿está apoyado del mismo modo?
4. Siente la columna, comenzando en la nuca y bajando por las costillas, por la parte superior y media de la espalda. Después, dirige la atención hacia la columna lumbar, es decir, la parte baja de la espalda.
5. Concéntrate en la pelvis: ¿está igual de apoyada en el suelo del lado derecho que del izquierdo?

6. Haz una fotografía mental de estas sensaciones.
7. Presiona con suavidad los talones contra el suelo hasta que las rodillas se doblen un poco y las pantorrillas y los muslos se separen del suelo. En esa posición, balancea los talones para que el movimiento te recorra el cuerpo hasta la parte posterior de la cabeza.
8. Acelera el ritmo: la idea es que el movimiento sea fácil de hacer. Después, ajusta el ritmo para que el ejercicio te resulte relajante. Estás balanceando los huesos desde los talones hasta la cabeza. Afloja el cuerpo para que el movimiento viaje a través de ti.
9. Detente y descansa.
10. Observa cómo descansa el cuerpo en el suelo, en especial los huesos. ¿Notas alguna diferencia? El suelo es el mismo; lo que ha cambiado es tu relación con él.
11. Repite el ejercicio y después descansa. Al balancearte, sintoniza con la sensación de no hacer nada, en contraste con el movimiento. ¿Qué estás soltando? ¿No sientes que ahora estás más cerca del suelo?
12. Una vez más, concéntrate en la parte posterior de la cabeza, el cuello, la parte superior y media de la espalda, la parte baja de la espalda y la pelvis: ¿cómo ha cambiado su relación con el suelo?
13. Presta atención a cómo respiras: ¿en qué estás pensando? ¿Cómo te sientes? ¿Cómo te das cuenta de que ya no tienes los músculos contraídos? Tal vez también notes que el cuerpo está despierto: sentirás una electricidad que te recorre desde las yemas de los dedos de las manos hasta los dedos de los pies y te hace consciente de todo tu ser.

Repite este ejercicio todos los días, en especial antes de irte a dormir: te ayudará a reorganizar tus sistemas y liberar la tensión.

Qué has aprendido en este capítulo

- Los seres humanos estamos formados por una serie de sistemas interconectados. Aunque no nos demos cuenta, tenemos una relación con todo nuestro ser: tú puedes decidir si ese vínculo es de lucha o de compasión.

- El sistema nervioso es un circuito de comunicación permanente que lleva información desde y hacia el cuerpo. A partir de nuestras experiencias, aprendemos a sentir y a interactuar con los demás y con el entorno.
- El sistema nervioso está programado para la acción y para la inacción: el mundo moderno tiende a favorecer la primera, pero la segunda es igual de importante, por lo que hay que lograr un equilibrio.
- El cerebro opera sobre la base de la predicción, no de la reacción. Las predicciones se forman teniendo en cuenta nuestras experiencias, y se van confirmando o corrigiendo a partir de la información sensorial, que dibuja un mapa cerebral del cuerpo y su entorno.
- Por ende, si queremos transformar algún aspecto de nuestra vida, no podemos ignorar el sistema maestro, es decir, el sistema nervioso, que tenemos que entrenar a partir de nuevas experiencias.

En el próximo capítulo, aprenderemos sobre los diferentes sentidos que afectan al cerebro y al resto del sistema nervioso.

2

Sentir el cuerpo

Para cambiar, las personas deben ser conscientes de sus sensaciones y del modo en que sus cuerpos interactúan con el mundo que las rodean. La autoconciencia física es el primer paso para liberarse de la tiranía del pasado.

BESSEL VAN DER KOLK, *El cuerpo lleva la cuenta*

¿Alguna vez te ha pasado que estabas hablando con un amigo y sentiste que alguien os escuchaba? Tal vez percibiste su quietud y hasta visualizaste el oído inclinado en tu dirección. ¿Y nunca te has dado cuenta de que alguien te estaba mintiendo porque sus gestos lo delataban? Algo te decía que no te estaba diciendo la verdad: aunque no pudieras ponerlo en palabras, sentías algo en el estómago que te aseguraba que esa persona no estaba siendo honesta.

En este capítulo, vamos a abocarnos a eso que sentimos antes de ser capaces de definir nuestros sentimientos, esos sentidos que parecen ser incluso anteriores al lenguaje. En el capítulo anterior, vimos que los sentidos toman forma en el vientre materno, a medida que exploramos el entorno que nos rodea y diferenciando dónde terminamos nosotros y dónde empieza nuestra madre. Sentir y movernos a partir de los movimientos de nuestra madre nos permite formarnos de modo relacional, es decir, definirnos en relación con nuestra madre y como una entidad separada.

Cuando nacemos, seguimos formándonos: el cuerpo y los sentidos recopilan datos del mundo que nos rodea, a partir de los cuales aprendemos a desenvolvernos. Los bebés aprenden a leer las reacciones de la madre y las imitan a modo de respuesta, observan los gestos, el tono de voz, la postura, el ritmo del movimiento, las acciones incipientes y los cambios fisiológicos.[1] Estas experiencias del mundo se forman antes de la adquisición del lenguaje, siempre en relación con el cuidador. El modo en el que los demás se vinculan con nosotros durante los primeros años influye en la forma en que aprendemos a regular no solo la temperatura corporal, sino también lo cómodos que nos sentimos con los demás.

Si nos atienden apenas lloramos, por ejemplo, aprendemos a sentirnos seguros y, al crecer, nos sentimos cómodos haciéndoles saber a los demás que algo nos molesta. No nos cuesta mostrarnos vulnerables y mostrarnos por completo a los demás. En cambio, si nos riñen o ignoran cada vez que lloramos, lo más probable es que aprendamos a esconder todos los sentimientos negativos para no perder la aprobación de los demás o, peor aún, que nos dejen de lado. Como aprendemos de lo que vivimos, ante una experiencia negativa prolongada, el cerebro se preparará para más adversidad.

Si bien no podemos desarmar lo aprendido, sí podemos incorporar nuevas ideas: al exponernos a la novedad, se disminuye la influencia de las experiencias anteriores. Podemos, entonces, cultivar nuevos hábitos que amplíen nuestra biblioteca de predicciones, es decir, que preparen al cerebro para anticipar algo distinto. Cuando no escuchamos lo que el cuerpo nos dice, entramos en un estado de disonancia cognitiva en el que, aunque creemos que hemos dejado el pasado atrás y estamos viviendo el momento, el cuerpo nos indica lo contrario.

Por eso, sintonizarnos con los sentidos y responder en consecuencia nos permite habitar el cuerpo y la mente de forma plena.

CASO PRÁCTICO: MARY

Cuando nos conocimos, Mary estaba pasando por un momento muy difícil y se sentía insegura. Tenía más de cincuenta años y estaba viviendo sola por primera vez en su vida adulta. Tras quince años de matrimonio, se había enterado de que su segundo marido había tenido muchas aventuras: si bien había detectado indicios de infidelidad, siempre había creído en sus explicaciones. Él la colmaba de regalos y la llevaba de vacaciones, lo que, como comprendió después, era una suerte de disculpa tácita. Sin embargo, la gota que colmó el vaso fue enterarse de que su marido había tenido un hijo con otra mujer, con la que había tenido una relación durante seis años. Como es lógico, Mary estaba destrozada. Me contactó con el objetivo de entender cómo podía superar esa traición.

Lo estaba pasando muy mal: no dormía, le resultaba difícil sobrellevar el día y a menudo lloraba o se enojaba. Se quedaba sin aliento de pronto y sentía mucha ansiedad sobre el futuro. Solía abrazarse con fuerza, como protegiéndose del mundo. Tenía que intentar sobrellevar la situación para cumplir con su trabajo y ocuparse de su hija adolescente, que también se sentía abandonada por su padre. Mary tenía que aguantar la angustia de su hija, que a menudo se descargaba con ella, y sentía que no tenía a quien acudir. Ocupaba un cargo importante en una empresa que no iba muy bien, por lo que, aunque tuviera ganas de meterse en la cama y, como ella misma dijo, «no volver a levantarse nunca más», era importante tanto para ella como para su trabajo hacer lo que estuviera a su alcance para que todo siguiera funcionando.

En las sesiones, exploramos sus patrones físicos poco a poco para ver dónde almacenaba sus emociones e indagar en sus sensaciones, sentimientos y pensamientos. Lo bueno de este abordaje es que no hace falta hablar sobre los problemas ni intentar resolverlos desde lo intelectual: solo hay que dejar que el cuerpo identifique estos patrones y que, a partir de esta nueva conciencia, tome una decisión: ¿aferrarnos a ellos o soltarlos? ¿Cómo nos sentimos al soltar? Cuando desarmamos los patrones de forma consciente, nos sentimos más livianos, más receptivos. Ante nosotros, se abre una nueva posibilidad de cómo podríamos ser si dejamos de aferrarnos a esos patrones. Comenzamos a identificar qué nos hace sentir cómodos y qué no. Puede parecer una obviedad, pero a menudo no sentimos nada hasta que algo nos duele o, agotados, chocamos contra una pared. Con el tiempo y con la práctica, esta nueva conciencia restaura el equilibrio del sistema nervioso, ya que, en vez de reaccionar de forma automática, aprendemos a sintonizarnos con nuestros sentimientos reales y no con los que nos decimos que tenemos. Al poner atención, encarnamos la totalidad de nuestro ser: entre el cuerpo y la mente ya no se libra una batalla constante.

Durante las sesiones, Mary aprendió a usar la respiración para mejorar sus funciones cerebrales, a fin de tomar decisiones con más tranquilidad y de forma más sopesada. Con el tiempo, aprendió a desarmar los patrones físicos que se habían generado porque, si bien su mente quería convencerse de que su marido le era fiel, su cuerpo sabía que le había mentido durante casi todo su matrimonio. Al guiarla, noté que cada vez que no entendía qué movimiento tenía que hacer o algo le resultaba muy difícil, hacía un puño con las manos. Jamás había reparado en esta tendencia.

Recordemos lo que aprendimos sobre el principio de la tensegridad (página 44): cuando hay tensión en una parte del cuerpo, toda la estructura se ve afectada. En este caso, la tensión corporal externa de Mary tuvo un efecto en la calidad de su respiración y su capacidad para soltar la tensión muscular. Es más difícil aprender algo nuevo cuando estamos activos, ya que, para procesar movimientos y conceptos nuevos, el cerebro no puede destinar recursos valiosos a lidiar con la tensión (o el peligro).

Al habituarse a los ejercicios, Mary tomó conciencia de la calidad de sus dedos. Con el tiempo, este descubrimiento la ayudó a dejar de verse como una persona débil, crédula y desconsolada para convertirse en alguien que podría sobrevivir a este gran cambio. Recordó que ya había superado muchos obstáculos: se había graduado en una universidad prestigiosa pese a tener que pagarse los estudios sin ayuda; había sobrellevado un parto difícil; lidiaba todos los días con un trabajo muy exigente, y ya había salido adelante después de su primer divorcio. También pasó de sentir que no merecía que su marido la amara a expresar un enojo justificado. Así, se permitió experimentar sus sentimientos, lo que le dio la fuerza necesaria para crear una vida nueva para ella y su hija.

Para transformar su autopercepción, Mary solo tuvo que tomar conciencia sobre su situación actual, reorganizarse y actuar teniendo en cuenta esta nueva información. Qué buena noticia, ¿no? Cambiar la forma en la que nos vemos es mucho más sencillo de lo que parece.

Sintonizarnos con nosotros mismos

El primer paso para aprender a serenarnos es aprender a sentir. Para eso, tenemos que comenzar por escuchar lo que nos pasa a nivel físico, es decir, en el cuerpo, y, en un lugar en el que estemos tranquilos y seguros, dilucidar qué emoción se esconde bajo cada sensación. Entonces, comenzamos a escuchar lo que el cuerpo quiere decirnos: notamos si tenemos tensión en el cuello, por ejemplo, nos volvemos más conscientes de los latidos del corazón o aprendemos a sentir cómo entra el aire al inhalar. Esta conexión profunda con nuestras sensaciones es el primer paso para cultivar una relación más íntima con nosotros mismos.

La conciencia es el primer paso para calmar el sistema nervioso. ¿Pero cómo procesa el sistema nervioso estas sensaciones o datos sensoriales? Si el sistema nervioso necesita estar en sintonía con los sentidos para tranquilizarse, ¿por qué no lo hace de forma automática? Aunque escuchar las señales del cuerpo de forma automática *a priori* parezca una buena idea, si notáramos todas nuestras sensaciones, no nos quedaría espacio mental para ser creativos, para entender conceptos complejos o incluso para emprender una aventura. Además, ser conscientes de todas nuestras sensaciones internas puede devenir en abnegación y austeridad, ¿y dónde queda la alegría?

Sin embargo, a veces es útil sintonizar con ciertas sensaciones corporales gracias al sentido interoceptivo, ya que esto nos permite entender cuál es nuestro estado físico y emocional, algo muy útil para tomar mejores decisiones en materia de salud y bienestar y para lidiar mejor con el estrés. Cuando aprendemos a escucharnos, nos resulta más sencillo regular las emociones y evitar que nos abrumen. Además, tomamos mejores decisiones en momentos de estrés o enojo y prevenimos lesiones, ya que entendemos cuándo hay que parar o cuándo lo que estamos haciendo es peligroso. Si somos de esas personas que se pasan el día trabajando y no sabemos cómo salir de ese círculo vicioso, nos daremos cuenta de qué tenemos que hacer.

Si prestamos atención a las señales del cuerpo, detectaremos qué hábitos tenemos que modificar para mejorar nuestra calidad de vida. Así, cuando estamos cansados, tenemos que hacer una pausa. Cuando estamos estresados, respirar hondo nos ayuda a tranquilizarnos. Si notamos que nos duele el cuello por haber estado encorvados frente al ordenador, es hora de cambiar de postura. Si el cansancio nos pone de mal humor, tal vez necesitemos empezar a acostarnos más temprano. Si nos pasamos horas ininterrumpidas mirando fijamente una pantalla y tenemos los ojos secos y cansados, podemos acostumbrarnos a hacer movimientos oculares con regularidad. El cuerpo siempre nos da señales, pero ¿por qué nos cuesta escuchar y tomar riendas en el asunto cuando nos sentimos mal? ¿Qué nos empuja a trabajar todo el tiempo? ¿A desvelarnos viendo Netflix incluso cuando tenemos sueño? ¿Por qué no nos cuidamos?

Mis clientes me dan muchas excusas de por qué no se comprometen a cuidarse. A menudo, se colocan al final de su lista de prioridades porque tienen que hacerse cargo de otras personas. Otras veces, encuentran maneras de distraerse de sus problemas para hacer frente al estrés. Permanecen aburridos o inquietos, o bien postergan las tareas que no los motivan. No podemos ignorar que las series bajo demanda y las redes sociales están diseñadas para tentarnos y engancharnos: por eso es tan común que esto ocurra de madrugada y no nos demos cuenta. Hace falta mucha fuerza de voluntad para comprometernos a identificar y transformar nuestros malos hábitos.

Recordemos que las enfermedades crónicas surgen a partir de no prestar atención a pequeñas molestias y tensiones; por eso, es fundamental hacer una pausa y ver dónde estamos, preguntarnos cómo nos sentimos y, si detectamos algún problema, buscar cómo remediarlo. Si bien a veces no nos queda otra y tenemos que trabajar muchas horas, ese ritmo no es sostenible a largo plazo y pasará factura a nuestra salud y calidad de vida. No somos robots capaces de estar activos durante horas, día tras día. Prestemos atención a lo que nos dice el cuerpo: nos ayudará a administrar mejor la energía, promoviendo nuestro bienestar.

CASO PRÁCTICO: LAYLA

Layla vino a verme por recomendación de su psicoterapeuta, que no sabía cómo ayudarla. Layla tenía un trastorno de síntomas somáticos (TSS), una enfermedad mental que genera síntomas físicos que no pueden explicarse por una afección médica. Estos síntomas pueden ser graves e incapacitantes y, a menudo, causan mucha angustia y ansiedad. Los estudios apuntan a que el TSS puede ser consecuencia de distintos factores, incluidos el trauma (como el abuso físico o sexual), el abandono o la guerra. Además, la disociación es un proceso mental mediante el que una persona se distancia de sus propios pensamientos, sentimientos o recuerdos. Es un mecanismo de defensa muy común en quienes han sufrido un trauma.

Si bien el TSS se manifiesta de distintas formas, los síntomas más habituales son dolores que no provienen de una lesión o enfermedad física, una sensación de entumecimiento u hormigueo en las manos, los pies u otras partes del cuerpo, tener la vista borrosa o doble, experimentar cambios en los patrones del sueño, como dificultad para dormir o dormir poco, y, como en el caso de Layla, convulsiones que generan molestias, ansiedad y agotamiento durante todo el día. No hablamos de lo que le había ocurrido, ya que no necesito saber nada que el cliente no quiera compartir, sino que presto atención a las zonas del cuerpo en las que aloja distintos patrones de protección que no le deja respirar o moverse bien. Layla convulsionaba cuando algo la hacía sobresaltarse, por lo que solía estar en un estado de alerta permanente.

Según el psiquiatra especialista en trauma Bessel van der Kolk,[2] cuando, después de un trauma, alguien no puede sentir sensaciones sutiles, es muy común que busque la estimulación que necesita en situaciones y actividades peligrosas. Estas personas ya no se sienten seguras y cómodas en su propio cuerpo. Van der Kolk también explica que, después de un trauma, el cerebro entra en un estado de hiperexcitación que nos hace estar todo el tiempo alerta al peligro, por lo que liberamos muchas hormonas del estrés. Como resultado, podemos estar hipersensibles frente a los estímulos, incluso ante aquellos que no suelen molestarnos. Con el tiempo, la hiperexcitación puede conducir a la desensibilización del cuerpo: dejamos de tener sensaciones físicas, como el dolor, el placer y el hambre. De ahí que estas personas tiendan a buscar situaciones peligrosas que les ofrezcan una sensación temporal de emoción y vitalidad, aunque también pueden ser nocivas. Por ejemplo, alguien insensible al dolor puede acabar autolesionándose, mientras que alguien que es insensible al placer puede volverse adicto a las drogas o al alcohol.

Layla buscaba la adrenalina de los deportes rápidos y veía series y películas policíacas, a pesar de que cualquiera de estas distracciones podía desencadenar convulsiones. Cuando empezamos a trabajar juntas, nos concentramos en incorporar movimientos sencillos que la ayudaran a sentirse segura y cómoda con su cuerpo. Asimismo, ahondamos en las sensaciones que le indicaban que estaba a punto de tener una convulsión. Nos fijamos en qué zonas del cuerpo sentía la respiración y en las diferentes sensaciones que experimentaba al contraer y relajar los músculos. Esta exploración la ayudó a ampliar su «ventana de tolerancia», es decir, el rango de emociones con las que uno puede lidiar de forma simultánea sin dificultad. Las emociones que sentimos dentro de esa ventana de tolerancia no nos abruman ni desregulan; en los demás casos, es posible que nos cueste regular las emociones, lo que puede provocar ansiedad, depresión o ira. Cuando alguien vive un trauma o pasa por una situación de abandono, es normal que desarrolle una ventana de tolerancia más estrecha de lo usual.

Volviendo a Layla, después de la sexta sesión ya era capaz de evitar las convulsiones, puesto que logró detectar las sensaciones que las precedían: sentía presión en el pecho y se le aceleraba la respiración. En la última sesión, Layla se sentía más tranquila al relajar el cuerpo y confiaba en su capacidad de «leer» las señales del cuerpo para evitar las convulsiones. Gracias a esta nueva sensación de calma, eliminó de su vida las cosas que la estresaban: así, cambió las clases de *spinning* y ciclismo de montaña por el yoga y el taichí, que la ayudaban a serenarse. Además, aprendió movimientos relajantes sencillos que podía realizar cuando notara que iba a tener una convulsión, y se llevó un registro de todas nuestras sesiones a fin de repetir los ejercicios según fuera necesario.

La pregunta que tenemos que hacernos es: ¿«cuándo» es útil escuchar las señales del cuerpo? Para responderla, primero debemos comprender cuál es la tarea principal del cerebro, que es parte del sistema nervioso. Como sabemos, el cerebro se ocupa de distribuir los recursos que el cuerpo necesita.[3] Para ello, anticipa qué recursos utilizaremos en las distintas acciones antes de que las realicemos. Si el cuerpo no recibe los recursos a tiempo, te pasará factura.

Las actividades que consumen más recursos son movernos y aprender algo nuevo. Cuando no tenemos suficientes recursos para hacer estas cosas, es indicio de que tenemos algún problema de metabolismo, es decir, del proceso de transformar los alimentos en energía. En consecuencia, nos cansamos y tenemos que quedarnos quietos para conservar la energía. Sin embargo, el sedentarismo produce tensión y dolor muscular, que a su vez afectan la calidad del sueño, lo que perpetúa el cansancio y nos hace sentir que nuestros problemas no tienen solución. La tensión física y mental influye en cómo encaramos el día: un cerebro cansado recuerda las experiencias negativas u olvida las positivas.[4] El cerebro utiliza alrededor del 20 por ciento de nuestros recursos.[5] Por eso, cuando nos enfrentamos a una situación negativa, una estrategia eficiente es recordar experiencias similares y determinar de inmediato cuánta energía necesitaremos ahora. De lo contrario, analizar cada situación desde cero lleva tiempo, un tiempo que podríamos necesitar para alejarnos de una amenaza. El cerebro trata de aprender de las experiencias para reducir la incertidumbre: se anticipa a lo que va a suceder y asigna los recursos adecuados a fin de evitar consecuencias nefastas, incluida la muerte. Lo que pensamos, vemos y sentimos está al servicio de la supervivencia.

Tomémonos unos minutos para asimilar esta información, que me parece alucinante. El cerebro se dedica a hacer cálculos a partir de nuestras experiencias y confirma o ajusta las predicciones a partir de los datos sensoriales procedentes del cuerpo. Cuando nos enfrentamos a alguna situación, acudimos a lo que aprendimos y analizamos cuál de las situaciones que tenemos almacenadas en la memoria se parece más a la que estamos viviendo en este momento, a fin de generar una respuesta adecuada. Esto es necesario para la supervivencia. Sin embargo, si queremos cambiar la forma en que respondemos o alterar nuestro comportamiento, escuchar las señales del cuerpo nos ayuda a no actuar en piloto automático.

Ilustremos esta idea con un ejemplo. Imagina que a un niño le repiten una y otra vez que es poco inteligente. Tal vez se lo dice un maestro o uno de sus padres. De tanto escuchar esta frase, la internaliza y la reitera cada vez que se equivoca. Al crecer, esta creencia lo vuelve reticente a levantar la mano para responder alguna pregunta o le impide hablar en público. En las reuniones de trabajo, se pone colorado de vergüenza ante la sola idea de no saber cómo solucionar un problema y odia que lo miren. Cada vez que le toca ser el centro de atención, le sudan las manos. Pese a saber a nivel conceptual que es capaz de lidiar con tareas difíciles, por dentro aún se siente como un niño al que todo le sale mal. La cabeza le da vueltas: es el cerebro que intenta entender las sensaciones que experimenta. Es consciente de que ya no es un niño, pero el sistema nervioso experimenta las mismas sensaciones que tuvo en la infancia.

¿Cómo abordar una situación tan confusa como esta? Al hacer una pausa, respirar y analizar la situación en la que estamos, nos sintonizamos con la información que captan los sentidos. También es recomendable interesarnos por nuestras sensaciones: ¿no se tratará de algún malestar físico? Tal vez en la oficina hace demasiado calor, tal vez estamos cansados porque hemos dormido mal. Indagar en qué hay detrás de nuestras sensaciones nos evita el sufrimiento emocional interminable que se produce al pensar que no servimos para eso y que no podemos hacer frente a la situación.

Identificar que el sentimiento se origina en una sensación corporal es el primer paso para atender el malestar físico. Para ello, necesitamos aprender a calmar el sistema nervioso para no alarmarnos cada vez que alguien nos hace una pregunta, por ejemplo. Así, aprendemos a suprimir los impulsos procedentes de las experiencias del pasado y entrenamos el sistema nervioso a partir de experiencias nuevas, para ampliar el abanico de opciones sobre las que sustentar sus predicciones.

En cambio, ¿qué ocurre si no prestamos atención al cuerpo? En este caso, nunca podremos integrar todo nuestro ser y seguiremos encerrados en una batalla constante entre una mente que piensa demasiado y un cuerpo agotado por la tensión permanente. Para vivir de otra manera, lo primero es cultivar una relación más compasiva con nosotros mismos.

El cuerpo envía flujos de datos sensoriales al sistema nervioso (las sensaciones, aunque también podemos denominarlas «sentimientos») que, al interpretarse, se transforman en emociones. Las emociones influyen en los pensamientos, que a la vez condicionan las acciones, que con el tiempo se vuelven hábitos. Por ende, todo cambio supone modificar las predicciones del cerebro, para lo que podemos acudir a ejercicios de «presencia» y «conciencia somática».[6]

Por ejemplo, antes me aterrorizaba hablar ante una cámara, ya que me concentraba en todo lo que me salía mal (ponía caras raras, decía «emm», se me notaba el cansancio) y, por supuesto, no quería que me juzgaran o que me criticaran. No tenía problema en plantarme frente a cien personas y enseñarles los ejercicios, pero cuando me tocaba grabarme, tenía una crisis existencial.

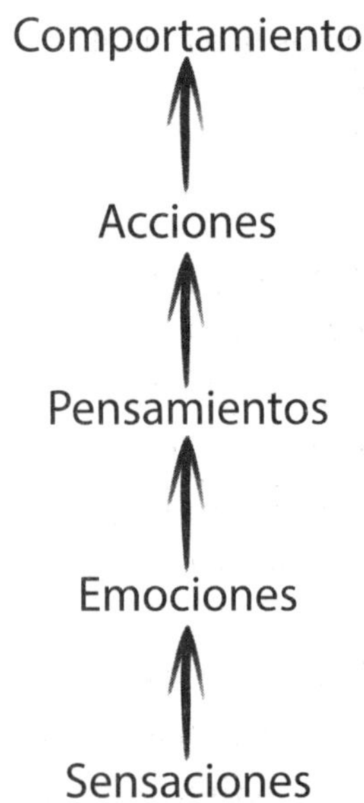

El flujo de información de las sensaciones

Como necesitaba grabar vídeos para promocionar mi trabajo, me propuse sacarme de encima esas emociones. Antes de encender la cámara, comencé a dejar unos minutos para respirar y calmar el cuerpo físico, y tomé la decisión consciente de dejar de compararme con los demás y simplemente hacer lo que tenía que hacer. También me aseguraba de sentirme cómoda con el lugar donde iba a grabar: que la cámara estuviera a la distancia adecuada, no muy cerca de mi cara, y yo de pie frente a ella para mover el cuerpo con naturalidad. Grabé varios vídeos y los analicé para ver qué servía y qué no en cuanto a la posición y el ángulo de la cámara, mi ropa y demás. Decidí que era importante presentarme como una persona de carne y hueso y no como una versión perfecta e idealizada, lo que contradeciría el mensaje que intento transmitir. Una vez que entendí la importancia de priorizar mi comodidad, hablar ante la cámara dejó de causarme tanta ansiedad.

Pasemos ahora a los sentidos, a fin de entender mejor cómo se comunican con el cerebro y cómo deberíamos interpretar la información que envían. Si bien algunos de ellos son muy conocidos, hay otros de los que no solemos hablar tanto.

La vista

Cuando pensamos en la vista, lo primero que se nos viene a la mente son los ojos con los que vemos el mundo. Sin embargo, el sistema visual se encarga de mucho más: señala si es de día o de noche, colabora con el cerebro y el resto de los sistemas corporales y rige el estado de ánimo, el nivel de alerta, el sueño y el apetito.[7] Ocupa casi la mitad del cerebro, por lo que tiene una gran influencia en el resto del cuerpo.

Los ojos son parte del sistema nervioso central. Si bien los ojos se encuentran fuera del cráneo, en realidad son parte del cerebro. Durante el desarrollo intrauterino, dos partes del cerebro salen hacia fuera del cráneo y forman los globos oculares, que se ocuparán de recolectar información sobre la luz y enviarla al resto del cerebro a través de las retinas, que convierten la luz en señales neuronales. Seguro que recuerdas que en el colegio te enseñaron que tenemos algunos fotorreceptores que nos ayudan a ver al anochecer y en monocromo y otros que nos permiten ver a la luz del día y los colores rojo, azul y verde, en sus distintas gradaciones. La luz se transforma en información eléctrica que ciertas células especializadas envían al resto del cerebro.

Si bien esa información se procesa a la velocidad de la luz, lo que vemos no es el color, sino la mejor interpretación posible de ese color sobre la base del patrón de electricidad recibido por el cerebro. Pensemos en una flor roja: los fotorreceptores que mejor responden a la luz que emana de la flor roja son los que nos permiten percibirla como roja. Para eso, comparan la cantidad de rojo que sale de la flor con el verde y el azul que la rodea. La información lumínica se transforma en señales eléctricas que el sistema visual sabe interpretar. Al comparar las distintas señales, comprendemos de qué color es la flor.

Los cálculos que hace el cerebro para darle sentido al mundo que nos rodea no se limitan a los colores: también elabora conjeturas basadas en nuestra impresión visual de lo que ve en su entorno. Por ejemplo, la información que llega al ojo está en dos dimensiones, por lo que el cerebro debe procesar el mundo en términos de profundidad, para lo que se apoya en el conocimiento adquirido durante la vida. Por eso, cuando miramos un edificio a lo lejos, parece más pequeño que el resto: en función de nuestra experiencia, el cerebro procesa que no se trata de un edificio diminuto, sino que los demás están más cerca.

Aparte de ver, el otro gran propósito del sistema visual es informar al cerebro y al cuerpo de si es de día o de noche. Hay muchas cosas que dependen del tiempo, es decir, de dónde está la Tierra en relación con el sol: si estamos somnolientos o bien despiertos, cuál es nuestro umbral de dolor, lo rápido que es nuestro metabolismo.

El problema es que cada vez pasamos más tiempo frente a una pantalla en vez de mirar por la ventana o contemplar el horizonte. En Reino Unido, un adulto promedio se pasa 4.866 horas al año frente a una pantalla, ya sea del teléfono móvil, el ordenador, un videojuego o el televisor, lo que equivale a 34 años de su vida.[8] En Estados Unidos, el número es aún mayor: las personas pasan 44 años mirando una pantalla. Si bien la posibilidad de tener una pantalla sin importar dónde estemos es un fenómeno reciente, ahora podemos hacer la compra mientras realizamos algún trámite y leer sobre disturbios civiles en la otra punta del mundo desde la comodidad de nuestro sillón. En medio de esta vorágine, no hay respiro ni para los ojos ni para el cerebro.

¿Qué les pasa a tus ojos cuando los fijas en algún objeto cercano, como un teléfono, y cómo afecta a los sistemas corporales? La respuesta es sorprendente.

El cristalino del ojo nos permite enfocarnos en objetos que se encuentren más o menos cerca de donde estamos. En un proceso denominado «acomodación», el cristalino se vuelve más grueso para enfocar los objetos cercanos y más delgado para enfocar los objetos distantes. Este movimiento también influye en los pequeños músculos oculares que mueven el cristalino, ya que lleva sangre a los músculos y a las neuronas encargados de enfocar el cristalino. Cuando el cristalino pierde esta elasticidad, la visión de cerca se ve afectada. Y eso no es todo. La atención se dirige a aquello que enfocan los ojos, lo que influye en nuestro estado de alerta mental. Inhibir el movimiento de los ojos (es decir, mantener la lente fija) consume energía, lo que explica por qué terminamos tan cansados después de mirar una pantalla todo el día. Las pupilas sanas se dilatan cuando miramos a lo lejos y se contraen cuando miramos algo que tenemos cerca.

Estar encerrados la mayor parte del día mirando objetos que tenemos cerca no es sano para los ojos, ya que entrena los circuitos neuronales de los ojos para que permanezcan fijos. No recibir luz solar al comienzo del día para activar los procesos de vigilia de los sistemas corporales y tener los ojos fijos en cosas cercanas afecta nuestro bienestar. Algo que hago con frecuencia y recomiendo a mis clientes es mirar el horizonte, que es una de las mejores maneras de relajar el sistema visual.

Los seres humanos evolucionamos al aire libre, pero nuestro estilo de vida moderno nos obliga a pasarnos la mayor parte del día encerrados, en general con luz tenue. Por si esto fuera poco, alargamos el día con luz artificial y demás dispositivos. Este cambio en el estilo de vida explica por qué cada vez más niños tienen miopía, que hace que vean borroso a lo lejos. Al parecer, nuestro estilo de vida no nos ayuda a vivir mejor. Sin embargo, no todo está perdido. Algunos estudios recientes muestran que recibir al menos dos horas de luz diurna todos los días reduce las posibilidades de desarrollar miopía.[9] Entender qué necesita nuestro organismo es indispensable para incorporar hábitos sanos que nos ayuden a vivir una vida más plena.

Ejercicio para la vista

Estas técnicas sencillas te ayudarán a cuidar de tus ojos.

1. Tómate un descanso del ordenador cada treinta minutos, ya sea saliendo a dar una vuelta o abriendo una ventana y mirando al horizonte. La visión panorámica ayuda a relajar los ojos.
2. También es importante volver a entrenar el ojo para enfocarse en distintas profundidades. Para eso, cuando estés al aire libre, extiende un brazo, levanta un dedo y enfoca la vista en él. Acércate el dedo despacio y vuelve a enfocar la vista en él, sin poner los ojos bizcos. A continuación, aleja el dedo y concéntrate en él mientras lo mueves. Repite el ejercicio unas cuantas veces. Esto te ayudará a combatir la miopía.

El olfato

El olfato es uno de los primeros sentidos que desarrollamos, incluso antes que la visión y el oído. La nariz, que es parte del sistema respiratorio, es la encargada del olfato. Cuando olemos algo, el aroma entra en forma de sustancia química por la nariz y es captado por el receptor específico del cerebro. El cerebro tiene cuarenta millones de neuronas receptoras olfativas diferentes.[10] El bulbo olfatorio es un grupo de neuronas ubicado justo encima del paladar que se extiende desde el cráneo hasta las fosas nasales y responde a diferentes olores. El olfato va directo al cerebro.

El olor está íntimamente ligado con la supervivencia. Cuando olemos fuego, hay que salir corriendo o apagarlo; en cualquiera de los dos casos, ese olor exige que actuemos de inmediato. Por otra parte, cuando un alimento huele a podrido, sabemos que no debemos ingerirlo si no queremos enfermar. Estos olores van directos a la parte del cerebro que detecta el miedo y la amenaza, la amígdala.

También hay olores que nos producen el efecto contrario: piensa en cómo te sientes cuando hueles a chocolate o a pan recién horneado. Algunos caminos neuronales se relacionan con asociaciones aprendidas. Por ejemplo, si tu abuela siempre usa un perfume de jazmín, te acordarás de los momentos compartidos con ella cada vez que huelas jazmín. El olfato también traza los límites de lo conocido: piensa en los aromas del hogar, de nuestra pareja y nuestra familia y de los alimentos que solemos comer. Además, detectamos olores extraños en nuestro entorno, como el de un desconocido que ha estado en casa o el de un producto inusual que alguien haya dejado en la puerta. Cuando salimos, mi marido usa un aceite para después de afeitarse que tiene fragancia *oud*. Siempre que lo huelo, sonrío sin darme cuenta, ya que es señal de que vamos a hacer algo divertido.

Olfatear e inhalar es muy bueno para captar y retener información. Al inhalar, hacemos que el cerebro esté más alerta, ya que recibe la señal de que debe prestar atención. Podríamos decir que lo «despertamos». Olfatear produce un efecto similar en cuanto a la concentración y la retención de información. Un dato curioso es que las personas que respiran por la nariz aprenden mejor que las que respiran por la boca o que las que respiran por ambos canales.[11] Si no tienes problemas para respirar por la nariz, hacer hincapié en respirar aún más por esa vía repercutirá en tu salud de inmediato.

Ejercicio para el olfato

1. Busca algo con un aroma que te guste, como tu perfume favorito, un aceite esencial, una especia agradable o una fruta.
2. Busca un lugar tranquilo donde nadie vaya a molestarte.
3. Siéntate en una postura cómoda y cierra los ojos. Respira hondo. Al inhalar despacio, mueve el objeto bajo tu nariz. Sé consciente de lo que sientes en la nariz y la garganta. Presta atención a la piel de tu rostro y a los vellos de la nuca.
4. ¿Dónde más puedes «sentir» el olor? ¿Qué emociones o recuerdos te vienen a la mente?
5. Aléjate el objeto de la nariz y respira hondo un par de veces, concentrándote en esos sentimientos. Cuando termines, abre los ojos despacio.

El gusto

El gusto abarca mucho más que las papilas gustativas de la lengua: es producto de cómo se ve, huele, sabe y se siente la comida en la boca. Uno espera que, por ejemplo, una zanahoria cruda sea dulce y crujiente, por lo que, cuando esto no ocurre, nos llama la atención. La lengua capta distintos sabores: dulce, ácido, salado, amargo y *umami*, que remite a un sabor carnoso, caldoso y grasiento. La lengua tiene distintos receptores gustativos. Los receptores dulces responden a los azúcares y los salados, a la sal. El nervio gustativo va desde la lengua hasta la región del cerebro llamada «corteza insular», que sirve de centro para los sistemas sensorial, emocional, motivacional, de socialización y cognitivo. Allí se organizan los sabores.[12] Los seres humanos necesitamos apenas cien milisegundos para reconocer un sabor. Los sabores dulces indican fuentes inmediatas de energía; los sabores salados, el sodio y los receptores amargos, la comida en mal estado.

Las neuronas gustativas se encuentran debajo de la superficie de la lengua y tardan unas semanas en regenerarse. Analizan el gusto e interpretan las señales químicas emanadas de los alimentos ingeridos. Los receptores del gusto no están solo en la lengua, sino también en el intestino, el sistema digestivo y los órganos reproductivos. Como vimos en el capítulo anterior, las tres primeras capas que se forman en el embrión dan lugar a las células y los tejidos. La capa más profunda crea el tracto digestivo, el tracto respiratorio y el tracto urinario; de la capa intermedia surgen los músculos, los huesos, la sangre, el sistema circulatorio y los órganos reproductivos. Degustar una comida sabrosa suele tener un matiz sensual, por lo que cabe preguntarnos si los propios tejidos recuerdan su origen común. Sin duda, quienes estudian la mente y el cuerpo como un sistema integrado argumentarían a favor de esta teoría.

Tanto la genética como el entorno desempeñan un papel central en el sentido del gusto. Si bien todos percibimos el gusto de forma distinta, captar muchos aromas y sabores suele ser un buen indicio de que el cerebro goza de buena salud. Las papilas gustativas tienen una vida corta y se sustituyen al cabo de unos días. Este proceso se ralentiza a medida que envejecemos, lo que explica por qué las personas mayores necesitan añadir más azúcar o sal para degustar el mismo sabor que antes.

Ejercicio para el gusto

1. Llena un plato con porciones de distintos tipos de comida que te guste. Tienes que elegir sabores diferentes.
2. Cierra los ojos y respira hondo.
3. Acércate una porción a la nariz y olfatea despacio. ¿Qué sucede en la boca? Coloca un pequeño trozo de la comida sobre la lengua y concéntrate en las sensaciones que experimentas en la boca.
4. Piensa en la textura de la comida: ¿es suave, áspera, espinosa o pegajosa? ¿Se derrite? Muérdela. ¿Cómo es la textura?
5. Después de tragarla, presta atención al efecto que te ha dejado en el paladar: ¿cómo te hace sentir?
6. Bebe un poco de agua para limpiar el paladar y pasa a la siguiente porción, y así sucesivamente. Presta atención a los diferentes sabores de los alimentos, como su dulzura, acidez, salinidad, amargor o *umami*. Fíjate también en los distintos aromas, ya que el gusto no es inmune a ellos.
7. Después de probar todas las porciones, abre los ojos y piensa en cómo te han hecho sentir las diferentes sensaciones y sabores.

El oído

La capacidad de escuchar sonidos depende tanto del oído como del cerebro, ya que el primero capta el sonido mientras que el segundo lo interpreta. El oído es un órgano complejo que se encarga de la audición y el equilibrio. Se divide en tres partes: el oído externo, el oído medio y el oído interno.

El oído externo recibe las ondas sonoras y las envía al canal auditivo, que es un tubo estrecho que conduce al tímpano. El tímpano es una membrana delgada que vibra cuando las ondas sonoras lo golpean.

El oído medio, por su parte, amplifica las ondas sonoras y las envía al oído interno. El oído medio contiene tres pequeños huesos llamados «martillo», «yunque» y «estribo», que están conectados entre sí y con el tímpano. Cuando el tímpano vibra, los huesos también, lo que amplifica el sonido, ya que lo hace más estridente. Aquí también se encuentra el nervio facial, que mueve los músculos de la cara, y un nervio gustativo.

Por último, el oído interno transforma las ondas sonoras en señales nerviosas que se envían al cerebro. Tiene un órgano en forma de espiral llamado «cóclea», que está lleno de líquido y contiene unas células diminutas llamadas «células ciliadas». Cuando las ondas sonoras golpean la cóclea, el líquido se mueve, lo que sacude las células ciliadas, que envían señales nerviosas al cerebro, que a su vez las decodifica como sonido.

El oído también es importante para el equilibrio. El oído interno contiene una estructura denominada «sistema vestibular», que detecta el movimiento y la orientación, lo que nos ayuda a mantener el equilibrio, a saber dónde estamos ubicados y a percibir cuándo nos movemos.

Entre el oído y el cerebro hay muchos intermediarios que nos ayudan a determinar si un sonido viene de cerca o de lejos y desde qué dirección, algo crucial para la supervivencia. En el cerebro, ciertas neuronas notan si el sonido proviene del oído derecho o del izquierdo. La estructura externa de las orejas también aporta información sobre si el sonido viene de arriba. En el oído interno, tenemos un músculo pequeño que se contrae cuando hay un ruido fuerte y prolongado, a fin de protegerlo del daño.

Dependiendo de qué oreja capte el sonido, se elaboran distintos patrones que indican de qué tipo de sonido se trata y de dónde proviene. La información auditiva va a la corteza, responsable de la planificación de nivel superior. Al igual que el sistema visual, el sistema auditivo se extiende por distintas partes del cerebro: la corteza auditiva se encuentra en el lóbulo temporal a los lados del cerebro, desde donde procesa la información auditiva y le da sentido. La organización de la corteza auditiva refleja la forma en que se organizan los sonidos en el mundo real. Por ejemplo, los sonidos de alta frecuencia se procesan en la parte frontal de la corteza auditiva, mientras que los de baja frecuencia se procesan en la parte posterior.

Es posible expandir o contraer la conciencia auditiva, lo que, por ejemplo, nos permite ignorar el ruido de fondo y concentrarnos en lo que nos dice la persona que tenemos al lado. Al igual que con la visión panorámica, podemos ampliar o restringir los sonidos que nos rodean. Con este sistema atencional, se puede acceder a la neuroplasticidad, la capacidad del cerebro adulto para transformar, reorganizar o ampliar las redes neuronales.

El sistema vestibular, que influye y regula el equilibrio y la conciencia espacial, está formado por tres canales semicirculares dispuestos en ángulos de noventa grados entre sí y por los dos órganos de los otolitos, que detectan la aceleración lineal, la fuerza gravitacional y los movimientos de inclinación.

El sistema vestibular trabaja en estrecha colaboración con el sistema visual para brindarnos información sobre el espacio y la posición. Los mecanismos del oído interno indican hacia dónde deben dirigirse los ojos, mientras que el sistema visual señala al sistema vestibular si estamos de pie o acostados y en qué dirección estamos en relación con el entorno.

Como nos acostumbramos a pasar mucho tiempo sentados o en una misma posición, hemos perdido gran parte de nuestra capacidad para mantener el equilibrio. Seguro que has escuchado que ponerte de pie sobre una pierna, además de ser un indicador de longevidad, ayuda a mejorar la comunicación entre el cuerpo y el cerebro. Cuando nos ponemos de pie sobre una pierna, el cerebro envía las señales que recibe de los sistemas visual, vestibular y propioceptivo a los músculos, las articulaciones y los tendones. Tambalear y recalibrar estos sistemas es una buena manera de conectar los huesos, las articulaciones, los músculos, la piel, los ojos y los oídos para que trabajen juntos. A fin de mantener el equilibrio, los sensores propioceptivos envían y reciben información hacia y desde el cerebro y los nervios motores.

Moverse despacio es difícil tanto para el sistema vestibular como para el visual. Además, no es sencillo mantener el equilibrio en superficies inclinadas, oscilantes e inestables.

Ejercicio para el oído

1. Siéntate con los pies apoyados en el suelo.
2. Cierra los ojos. Respira hondo por la nariz.
3. Abre los oídos. Imagina que son micrófonos, listos para captar todos los sonidos que te rodean.
4. Comienza a sintonizarte con los distintos ruidos de tu entorno: el chisporroteo de los radiadores, el murmullo del agua, las voces de las personas de tu edificio, el canto de los pájaros, el susurro de la lluvia en tu ventana, etc.
5. Dirige tu atención hacia el sonido más distante. Tómate tu tiempo. Después, concéntrate en el segundo sonido más lejano, y continúa así hasta llegar al sonido más cercano. Detente en cada sonido y respira hondo antes de pasar al siguiente.
6. Deja salir todo el aire.
7. Concéntrate en el sonido más cercano y poco a poco desplaza tu atención hacia el sonido más distante. Detente en cada sonido antes de pasar al siguiente.
8. Haz el recorrido inverso, desde el sonido más lejano hasta el más cercano. Deja salir el aire.
9. Inhala y exhala un par de veces con los ojos cerrados. Cuando termines, abre los ojos despacio y observa cómo te sientes.

El tacto

El sentido del tacto tiene una conexión biológica muy profunda con el estado de ánimo. En la comunicación táctil se pone en marcha un sistema complejo procesado por la piel en el que intervienen miles de millones de células nerviosas que envían señales a una región del cerebro denominada «corteza somatosensorial», donde se interpretan estos datos táctiles: ¿este contacto es amistoso? ¿Es lento o rápido?

¿Cuáles son la temperatura y la presión? ¿Nos acercamos o nos alejamos?

Las neuronas de la piel responden a estímulos específicos, como la presión, y los envían a la corteza somatosensorial en forma de señales eléctricas a través de la médula espinal. La corteza somatosensorial se ocupa de procesar la información del tacto, la presión, la temperatura y el dolor. Su morfología se corresponde con el grado de sensibilidad de las distintas partes del cuerpo: así, las zonas del cuerpo más sensibles, como las manos, las yemas de los dedos, los labios, la lengua, la nariz, los ojos, los genitales y los pies, ocupan un área mucho mayor que las partes del cuerpo menos sensibles, como la espalda y los brazos. Esto se debe a que el cerebro tiene más neuronas dedicadas a procesar las señales de las partes más sensibles del cuerpo, lo que nos permite obtener una percepción más detallada y precisa de estas áreas.

El cerebro interpreta la información procedente de sus nervios sensoriales y envía impulsos a través de los nervios motores para que realicemos la acción adecuada. Como vimos, el cerebro contextualiza los datos sensoriales mediante la anticipación, la ansiedad y la interpretación de lo que está sucediendo, cosa que condiciona nuestra percepción.[13]

Se ha demostrado que el contacto físico amistoso calma los efectos del estrés: por ejemplo, cuando estamos sobrecargados, que un ser querido nos tome de la mano nos ayuda a tranquilizarnos.[14]

En otro estudio, se observó que unos recién nacidos prematuros que recibieron tres sesiones diarias de terapia de contacto de quince minutos durante entre cinco y diez días aumentaron un 47 por ciento más de peso que los bebés prematuros a los que se les administró el tratamiento estándar.[15]

Quizá recuerdes cómo te tranquilizabas durante la niñez: tal vez tu madre te acunaba cuando llorabas, por lo que aprendiste a mecerte para calmarte. La forma en que nos calmábamos cuando éramos más jóvenes también nos sirve de adultos, porque el sistema nervioso tiene la misma estructura. La diferencia es que, al crecer, hemos alimentado nuestro sistema nervioso con distintas experiencias que nos hacen estar más hipervigilantes que cuando nuestros cuidadores se ocupaban de todo.

Ejercicio para el tacto

1. Frota las manos para hacerlas entrar en calor. Cierra los ojos.
2. Coloca una mano en la parte superior del esternón y bájala con suavidad hasta la parte inferior del esternón. Con la otra mano, acaricia desde la parte superior del esternón hasta la parte inferior, de modo que siempre tengas una mano en el esternón, primero una y después la otra, como si estuvieras acariciando a un gato con las dos manos.
3. Sintonízate con las sensaciones de las manos y el esternón. Respira a un ritmo constante.
4. Repite el movimiento unas cuantas veces. Cuando te detengas, mantén los ojos cerrados y nota cómo te sientes.

Propiocepción

¿Alguna vez te has preguntado cómo sabes dónde tienes el brazo sin tener que mirarlo? ¿O cómo haces para saber dónde estás sin tener que mirar a tu alrededor? La respuesta es la propiocepción, es decir, nuestra capacidad de detectar dónde está el cuerpo gracias a unos pequeños sensores que tenemos en los músculos, la piel y las articulaciones.

Los propioceptores son receptores sensoriales especializados que envían señales al cerebro sobre la posición, el movimiento y la tensión de las partes del cuerpo; esas señales nos ayudan a mantener el equilibrio, coordinar el movimiento y percibir la posición del cuerpo.

La propiocepción es un proceso complejo que supone la integración de información de varias fuentes, incluidos los propioceptores, la visión y la información vestibular (del oído interno), y sin el cual no podríamos caminar, correr, bailar, practicar deportes y otras actividades del día a día, como vestirnos y comer. La propiocepción se ve afectada por distintos factores, como las lesiones y las enfermedades, así como porque, al envejecer, hacemos menos cosas que impliquen equilibrio, coordinación y movimiento no habitual. Una mala propiocepción desemboca en problemas de equilibrio, coordinación y movimiento. La propiocepción es una parte importante del desarrollo de nuestra personalidad, ya que nos permite movernos por el mundo con seguridad y confianza.

Ejercicio para la propiocepción

1. Para ver la propiocepción en acción, empieza por ponerte de pie. Levanta una pierna y mantén el equilibrio sobre la pierna de apoyo, dejando que la rodilla de esa pierna se doble un poco.
2. Extiende los dedos de la pierna de apoyo (es decir, no los aprietes) y poco a poco presiona el dedo gordo, el dedo meñique y el centro del talón contra el suelo. La mayoría de las personas pueden adoptar esta postura sin inconvenientes.
3. Presta atención a las sensaciones de la cadera, la rodilla, el tobillo y los huesos de los pies. ¿Sientes el esfuerzo que realizas para mantener el equilibrio sobre una sola pierna?
4. Cierra los ojos. En este punto, la mayoría de las personas se tambalearán y perderán el equilibrio. Si puedes mantener el equilibrio durante diez segundos, lo estás haciendo bien. Si logras mantener el equilibrio con los ojos cerrados, ¿te das cuenta de cuánto esfuerzo necesitas para no caerte?

Mantener el equilibrio no significa estar rígido, sino que requiere que el cerebro cree nuevas conexiones neuronales. El equilibrio es una habilidad compleja para la que hace falta integrar información de varios sistemas sensoriales, como el vestibular, el visual y el propioceptivo, por lo que, cuando dejamos de usar uno de ellos (en este caso, el visual), los demás tienen que hacer un esfuerzo extra.

Cuando aprendemos a mantener el equilibrio, el cerebro se dedica a ajustar la forma en la que nos movemos a fin de que sigamos erguidos. En este proceso, se crean nuevas conexiones neuronales entre diferentes partes del cerebro, que con el tiempo se vuelven más robustas y eficientes, lo que hace que sea más sencillo mantener el equilibrio. En este sentido, acostumbrarnos a trabajar el equilibrio es bueno para la cognición, ya que tener que concentrarnos y tomar decisiones rápidas nos ayuda a mejorar la memoria, la velocidad de procesamiento y la capacidad de resolver problemas.

Así que, si sientes que estás a punto de caerte, no te preocupes. Recuerda que esforzarnos por mantener el equilibrio hace que el cerebro cree nuevas conexiones neuronales.

La interocepción

Gran parte de mi trabajo se basa en este sentido, que recibe el influjo de todos los demás sentidos y que ahora se ha vuelto un gran foco de interés, ya que es esencial para regular las emociones.

Como hemos visto, la interocepción es la representación que hace el cerebro de las sensaciones del cuerpo. El cerebro se ocupa de regular los sistemas internos anticipando las necesidades del cuerpo y asignando los recursos antes de que los necesitemos. En este contexto, la interocepción resulta indispensable, ya que se relaciona con todo, desde las emociones y el pensamiento hasta nuestra autopercepción.[16]

Ya me he extendido bastante sobre el tema en este capítulo (¡perdón!). Como lo retomaremos más adelante, por ahora dejémoslo aquí. Todos los ejercicios y actividades incluidos en este libro nos ayudan a explorar la interocepción, por lo que te recomiendo elegir la que mejor se adapte a lo que necesitas.

Qué has aprendido en este capítulo

- Los ojos nos indican si es de día o de noche e influyen en si los demás sistemas están activos o no.
- Además, desempeñan un papel importante en la concentración, ya que el cristalino se adapta a lo que estemos mirando.
- El gusto y el olfato están interrelacionados.
- Muchos de los sentidos intervienen en la propiocepción.

- La interocepción, que es la capacidad de leer las señales del interior del cuerpo, nos ayuda a regular las emociones y a reducir los niveles de ansiedad y estrés.
- Abrirnos por completo a los sentidos es indispensable para profundizar nuestra relación con nosotros mismos.

En el próximo capítulo, nos concentraremos en la respiración. Como la respiración tiene vía directa con el cerebro, para transformar nuestros pensamientos, primero tenemos que respirar de forma distinta. En las siguientes páginas, aprenderemos a modificar nuestros patrones de respiración para tranquilizarnos y organizarnos mejor.

3

La respiración

La respiración es el puente entre el cuerpo y el universo.

THICH NHAT HANH, monje budista y activista por la paz,
Hacia la paz interior

¿Alguna vez te has detenido a pensar en la respiración? Qué difícil, ¿no? Respirar es lo primero que hacemos al nacer, es el acto con el que marcamos que somos una entidad distinta de nuestra madre. También es lo último que hacemos al dejar este mundo. Sin embargo, rara vez nos tomamos el tiempo de observar cómo respiramos.

¿Cómo estás respirando en este momento? ¿Contenías la respiración mientras los ojos iban leyendo estas palabras? ¿Tienes el estómago encogido y estás respirando por el pecho? ¿Sabes por qué respiras? ¿O cuántas veces inhalamos y exhalamos a lo largo de nuestra vida?

En Reino Unido, una persona promedio realiza entre doce y veinte respiraciones por minuto.[1] Inhalar y exhalar cuenta como una respiración, y por lo general respiramos 23.000 veces durante el día. En algunas tradiciones, se cree que tenemos un número limitado de respiraciones en la vida, por lo que cada una cuenta.

Como durante mi carrera profesional había dado muchos talleres sobre la importancia de la respiración, pensaba que no tenía nada más que aprender sobre el tema.

Había aprendido y enseñado *pranayama*, un término del yoga que describe el cambio de energía, o *prana*, que se produce en el cuerpo al realizar ejercicios de respiración. Había hecho muchos cursos de yoga y también había estudiado anatomía del movimiento avanzada, pilates y entrenamiento personal. Había estudiado meditación y participado en muchos entrenamientos intensivos para la mente y el cuerpo.

No obstante, hasta que desarrollé el Método Humano, del que el Programa Serenidad forma parte, mi respiración seguía estando separada de mis movimientos, y tendía a usar la respiración a modo de respuesta reactiva para acallar mis pensamientos. Prestaba atención a la respiración solo cuando estaba estresada o no podía dormir. Mi relación con la meditación y la respiración era tumultuosa: fingía estar haciendo algún ejercicio, pero mi interior estaba lleno de caos e incredulidad. Meditaba desde hacía bastante tiempo, pero me costaba que surtiera efecto y no siempre obtenía buenos resultados.

Buscaba en la meditación la paz de respirar a un ritmo uniforme, pero, en clase de yoga, hacía ruido al respirar y no conectaba con la respiración y el cuerpo. En pilates, nos invitan a exhalar hacia dentro y hacia fuera por la boca y a contraer el vientre. En las clases de entrenamiento físico, nos enseñan a exhalar por la boca en la parte del ejercicio que suponga un mayor esfuerzo, y todo es muy mecánico, como si fuera algo separado y desconectado de la acción. La respiración nos dice mucho sobre el estado de la psique. Sin embargo, muchas propuestas que afirman promover la integración de la mente y el cuerpo siguen enfrentándolos. A pesar de saber sobre anatomía y conocer los beneficios de la respiración, mi comprensión era puramente intelectual y no somática, es decir, desde la propia experiencia en el cuerpo.

La meditación se presenta como el bálsamo definitivo para la mente, pero si no tomamos consciencia de cómo fluctúa nuestra respiración a lo largo del día en respuesta a las situaciones con las que nos topamos y, lo que es más importante, cómo las percibimos, es difícil que adquiramos el hábito de meditar. La respiración es un síntoma de nuestra agitación mental, por lo que no podemos ignorarla. Observando mi propia experiencia y la de mis clientes, descubrí que la respiración es el mejor punto de partida para acercarnos a la meditación, ya que, a partir de ejercicios sencillos, se pueden lograr grandes resultados. La forma en que respiramos tiene un efecto inmediato en cómo sentimos y pensamos.

Mi rutina de meditación se fue por la borda durante la pandemia de COVID-19. Como es lógico, toda la incertidumbre me generaba mucha ansiedad. Se trataba de una enfermedad nueva y se desconocían los niveles de contagio; parecía una película apocalíptica. En un abrir y cerrar de ojos, perdimos todo aquello que nos ayuda a regular el sistema nervioso: se prohibió salir a la calle durante más de una hora, reunirse con amigos y familiares, abrazarse y hasta ir al trabajo, por lo que dejamos de mantener conversaciones informales con colegas y de interactuar con desconocidos. En ese contexto abrumador, todos experimentamos un torbellino de emociones. Además, nos inquietaba pensar que nuestros gobernantes no sabían cómo lidiar con la situación.

Nos aterraba morir o ver morir a un ser querido debido a una enfermedad desconocida. También prevalecía cierto pesimismo en torno al mundo después de la pandemia: creíamos que no aprenderíamos la lección, que seguiríamos sin voluntad de crear una sociedad más justa y compasiva.

Claro que también se albergaba la esperanza de que quizá, gracias a la oportunidad de frenar y mirar alrededor, aprenderíamos a vivir de otro modo. Además, como nos veíamos obligados a quedarnos en casa y producir menos que de costumbre, la naturaleza resplandeció en todo su esplendor. Los ecosistemas marinos tuvieron un respiro, por las calles de las aldeas se veía pasear a las cabras, disminuyeron las muertes de animales en las carreteras y creció la población de tortugas marinas, por citar solo algunos ejemplos.[2] Cuando bajan los niveles de contaminación, la salud del planeta se fortalece, aunque sea solo durante un tiempo.

Durante la pandemia, en lugar de intentar relajarme mediante la meditación, pasaba mucho tiempo en el suelo, meciéndome y respirando. Pese a que me esforzaba mucho por cambiar mis hábitos, estaba todo el tiempo con el teléfono, revisando las redes sociales y buscando fuentes confiables para enterarme de las últimas noticias.

Cuando lo que leía me hacía sentir ansiedad y miedo, me mecía hasta sacarme esa sensación del cuerpo, soltando la tensión que me producían las noticias. Al aflojar los músculos donde se concentraba la tensión, preparaba el cuerpo para respirar mejor. Sin embargo, en medio de la crisis, me era imposible quedarme quieta y tratar de calmarme.

En cambio, los ejercicios de respiración consciente y más lenta surten un efecto inmediato, lo que los vuelve más atractivos. Es sencillo encontrar momentos en el día a día para inhalar y exhalar de forma consciente. Cuando aprendemos cómo funciona la respiración y cómo respirar más lentamente, se vuelve mucho más sencillo cultivar el hábito de la meditación, porque ya hemos calmado el sistema nervioso.

Tengo clientes de todo tipo, desde atletas y directores ejecutivos siempre atareados hasta personas con enfermedades degenerativas como el párkinson. Más allá de cuál sea su estado físico, siempre comienzo por enseñarles a prestar atención a la respiración. La respiración consciente es lo primero. La forma en la que respiramos afecta a cómo nos sentimos.

CASO PRÁCTICO: PHILLIP

Uno de mis clientes más antiguos, Phillip, ha empezado a tener párkinson en los últimos años. El párkinson es un trastorno progresivo del sistema nervioso que afecta a la coordinación y el movimiento. Phillip es un empresario muy exitoso, pero, como él mismo admite, es una de las personas menos conscientes de sí mismas con las que me he cruzado. No sabe poner sus sentimientos en palabras ni comprender sus matices. De vez en cuando le pregunto si se siente distinto de antes de empezar a hacer las sesiones conmigo y él alterna entre cuatro respuestas: «sí», «no estoy seguro», «estoy más relajado» y «tengo más flexibilidad». Lo que más me gusta de él es que suele interesarse sobre por qué le pido que haga ciertas cosas. Para mejorar como maestro, no hay nada mejor que alguien que quiere saber por qué le damos esta o aquella instrucción. Una vez, Phillip me espetó: «Estoy vivo, así que estoy respirando. Entonces, ¿por qué me tengo que concentrar en la respiración?».

¡Qué buena pregunta!

¿Por qué respiramos?

Respiramos por instinto, ya que lo necesitamos para vivir. Es posible pasar tres semanas sin comer y tres días sin tomar agua, pero solo tres minutos sin oxígeno. Todas las partes del cuerpo necesitan oxígeno para sobrevivir y todos los procesos corporales, desde pensar hasta digerir alimentos o moverse, requieren oxígeno. En estos procesos metabólicos, se descarta el dióxido de carbono. Al inhalar, el oxígeno entra en los pulmones y los glóbulos rojos lo transportan por todo el cuerpo. Al exhalar, eliminamos el dióxido de carbono. La sangre tiene un nivel de pH óptimo, que determina si es más ácida o alcalina. Descartar ciertas sustancias ayuda a mantener ese nivel de pH.

Por su parte, el sistema nervioso envía impulsos eléctricos al tronco encefálico a través de las células nerviosas: así indica cuál es la proporción de oxígeno y dióxido de carbono presente en la sangre. El tronco encefálico es la parte del cerebro conectada a la médula espinal que se ocupa de las funciones autónomas para que nosotros no tengamos que preocuparnos por ellas.

A partir de estas señales, el tronco encefálico envía un mensaje a los músculos que se utilizan para respirar, que son el diafragma, un músculo en forma de cúpula que se encuentra debajo de los pulmones y los intercostales, que, como su nombre indica, están entre las costillas. El diafragma se contrae hacia abajo, lo que aumenta el tamaño de los pulmones. De este modo, disminuye la presión del aire interno, lo que permite la entrada del aire del exterior. Eso es inhalar.

Al exhalar, el diafragma, las costillas y los pulmones vuelven a su posición original y el aire es expulsado de los pulmones. El oxígeno que ingresa pasa al torrente sanguíneo, mientras que el dióxido de carbono se transfiere al aire de los pulmones, listo para ser expulsado. Estas señales permiten ajustar la frecuencia respiratoria según lo activos que estemos en un momento determinado y para restablecer el equilibrio del pH de la sangre.

Así que sí, la respiración debería ser, y es, instintiva.

El sistema nervioso está diseñado para administrar la energía alternando entre la actividad y la relajación (página 41). Sin embargo, en el mundo moderno tenemos estímulos por doquier, a diferencia de nuestros antepasados. Como el sistema nervioso no distingue entre un ruido estridente del que es necesario huir y el flujo incesante de información con el que lidiamos todos los días, los potenciales factores estresantes son mucho más numerosos que antes. Además, de la mano de nuestro sedentarismo, es más probable que adoptemos una actitud pasiva frente a estos factores en lugar de tomar cartas en el asunto, como lo habrían hecho los hombres de antaño. Todas estas cuestiones pueden afectar a la calidad de la respiración y, por consiguiente, al equilibrio del sistema nervioso.

Pensemos en un día típico:

> Nos despierta el ruido de la alarma del teléfono, lo agarramos para apagarla y, antes de que tengamos un segundo para pensar en cómo nos sentimos, una notificación nos recuerda las reuniones que tenemos esa mañana.
>
> Miramos la aplicación que nos dice lo bien que hemos dormido, y resulta que esa noche nos hemos despertado tres veces, lo que nos genera ansiedad, porque tenemos un día muy largo por delante y ya estamos cansados. Al caminar por el pasillo hacia el baño, revisamos X: nos enteramos de las atrocidades que azotan un país lejano y vemos unas imágenes devastadoras de edificios bombardeados y ropa y zapatos de niños esparcidos entre los escombros. Nos cepillamos los dientes con el corazón en la garganta, tristes por esas personas

a quienes no conocemos. La tristeza nos hace sentir impotentes. Entonces, vamos a Instagram y vemos que uno de nuestros contactos ha escrito algo personal sobre nosotros en un comentario que cualquiera puede leer. Muertos de vergüenza, nos cambiamos al mismo tiempo que escribimos tan rápido como podemos una respuesta que mitigue el daño lo más posible, por lo que no tenemos tiempo de desayunar y salimos corriendo para tomar el autobús. El autobús está lleno; nos las arreglamos para apretarnos al lado de una persona sin modales que ocupa el doble de espacio que los demás y escucha música inapropiada lo bastante fuerte como para que nos retumbe en los oídos. ¿Quién escucha música electrónica a las ocho de la mañana? Nos imaginamos los gérmenes que emanan los demás pasajeros, lo que nos genera más ansiedad.

Una vez en la oficina, tomamos un cruasán y un café antes de entrar a una reunión. Es un día ajetreado, con mucho movimiento. No tenemos tiempo de salir a almorzar, así que le pedimos a un compañero que nos compre un bocadillo, que devoramos en el escritorio, con los ojos pegados a la pantalla.

Salimos del trabajo más tarde de lo que queríamos. En casa, nos esperan tareas administrativas o labores domésticas. Nuestra pareja ha comprado comida preparada, porque ¿quién tiene tiempo de cocinar entre semana? Nos servimos una copa de vino. Después de todo, nos merecemos un pequeño placer después de otro arduo día de trabajo. Durante la cena, nos ponemos al día con la familia. Destinamos nuestra última gota de energía a acostar a los niños.

Después revisamos algunas cosas del trabajo para estar preparados para la reunión de mañana. Al terminar, decidimos que necesitamos ver algo en la tele para desconectar un poco. Perdemos la noción del tiempo y de repente es pasada la medianoche. Nos acostamos mucho más tarde de lo que queríamos. Nos dormimos bastante rápido, pero nos despertamos varias veces durante la noche y tardamos un rato en volver a conciliar el sueño. Cuando suena la alarma, estamos molidos y recibimos el día con ansiedad.

¿Te suena algo de esto?

Visto desde fuera, está claro que en un día así no hay descansos, ni pausas, ni tiempo para pensar, procesar, recalibrar, respirar o soñar despiertos. Además, un día así está plagado de distintos factores que pueden sobrecargar el sistema nervioso.

Como si esto fuera poco, el cuerpo envía señales que alertan al sistema nervioso de que los músculos, el tejido conectivo, los órganos y los huesos están soportando la tensión de estar sentados durante la mayor parte del día. Cuando vivimos de esta manera, lo más probable es que no durmamos bien ni tengamos una dieta variada de alimentos frescos y nutritivos, dos cosas que tanto el intestino como el cerebro necesitan. Tampoco vemos la luz del día ni relajamos la mirada entre los colores y las formas relajantes de la naturaleza. Todos esos factores activan el sistema nervioso simpático, relacionado con la acción. Cuando esto se mantiene en el tiempo, todos nuestros sistemas tienen que hacer un esfuerzo extra. En vez de vivir plenamente, nos limitamos a sobrevivir. En consecuencia, estamos tristes, preocupados por el futuro y desesperanzados.

Tras un período de actividad, es necesario descansar. Si no, el cerebro estará siempre preparado para la acción. Cuando nos acostumbramos a hacer pausas, el sistema nervioso se vuelve más resiliente. Aprende a huir del peligro y recalibrarse para no estancarse en la acción ni en la inacción. En cambio, cuando el sistema nervioso está en un estado de acción permanente, se produce estrés crónico, en detrimento de nuestra salud mental y física. Entre los efectos del estrés crónico están el aumento de la presión arterial y ciertos cambios en el cerebro relacionados con la ansiedad, la depresión y la adicción, así como con los problemas para dormir.[3]

Mala postura y respiración

A lo largo de este libro, abordaremos todos los factores que inciden sobre el sistema nervioso. Como en este capítulo nos centramos en la respiración, veamos cómo la afecta la postura.

Cuando pasamos mucho tiempo en la misma posición, corremos el riesgo de ejercer presión sobre los órganos internos, incluidos los pulmones. Se supone que los pulmones son elásticos y flexibles, pero los períodos prolongados de inercia les impiden inflarse por completo, ya que, a causa de la gravedad, la cabeza, los hombros y la parte superior de la columna son atraídos hacia abajo. Como los músculos del pecho se tensan, tendemos a inclinarnos hacia delante, lo que debilita los músculos de la espalda y afecta a los pulmones. Como resultado, no aprovechamos toda la capacidad de los pulmones, por lo que la respiración se vuelve más corta y necesitamos inhalar más veces por minuto para recibir la misma cantidad de oxígeno.

Cuando nuestra postura no es la ideal, contraemos algunos músculos y tensamos otros sin darnos cuenta: el diafragma no se contrae por completo hacia abajo ni retrocede sin esfuerzo, porque las costillas delanteras se comprimen, inhibiendo el movimiento de los músculos y los tejidos conectivos que hay entre los huesos. Esta postura encorvada también supone un esfuerzo extra para el corazón.

Además, para compensar, se destina menos energía a otras funciones corporales (digerir, restaurar, recalibrar y reparar el sistema) para destinarla a las cuestiones más básicas. Cuando gozamos de buena salud, todos los sistemas funcionan de forma óptima, incluidos el estado mental y físico y la capacidad para dormir, reponernos del cansancio, reproducirnos y adaptarnos al entorno.

Imagina, entonces, hasta qué punto es mejor acostumbrarnos a adoptar una postura que permita que los pulmones ocupen todo su espacio y se expandan y retraigan con más facilidad.

CASO PRÁCTICO: MAISIE

En el mundo acelerado y vertiginoso en el que vivimos, es muy probable que estemos al tanto de lo que ocurre a nuestro alrededor y en el mundo en general, ya que estamos bombardeados de noticias las veinticuatro horas y, con el auge de internet, no hay escapatoria: cuando no estamos trabajando, estamos viendo alguna película o serie, por lo que todo el tiempo recibimos información sobre un sinnúmero de acontecimientos, experiencias, sentimientos y emociones. Antes, aprovechábamos el tiempo de espera en una fila para soñar despiertos o relajarnos; ahora lo más probable es que estemos conectados comprando un vestido, reservando una mesa en un restaurante o planificando unas vacaciones.

Una de mis clientas, Maisie, siempre había vivido rodeada de estímulos. Tenía un televisor que era casi tan grande como la pared en la que estaba colgado. Cada vez que iba a verla, tenía puesta una película a todo volumen, y siempre era una de suspense, terror o policíaca, que son muy perturbadoras para los sentidos. Maisie no miraba la película, sino que la tenía de fondo, ocupando el espacio aéreo. Si sonaba el teléfono, atendía y se ponía a hablar por encima del barullo de la televisión y la radio encendida en otra habitación, todo mientras pretendía seguir hablando conmigo. Había tantos estímulos que, durante los primeros diez minutos dentro de esa casa, tenía que poner en práctica todas mis técnicas de relajación para estabilizar mi propio sistema nervioso.

Maisie nunca estaba lista para la sesión: siempre estaba intentando hacer varias cosas a la vez. Mientras recogía sus cosas y hacía espacio en el suelo, se dispersaba y me mostraba algo en lo que estaba trabajando o un disco nuevo que acababa de comprar. Como tenía una buena situación económica, podía acceder a muchas distracciones. Las bolsas de compras sin abrir de los locales más exclusivos se amontonaban en las esquinas de su casa;

a menudo iba a cenar a restaurantes de moda, y la ropa, el bolso y los zapatos que había usado la noche anterior quedaban esparcidos junto a la barandilla de la escalera o amontonados en una silla. Salía todas las noches, se acostaba a deshoras y se despertaba tarde.

No le gustaba estar sola en casa, por lo que solía organizar planes espontáneos para recibir visitas. Durante los primeros veinte minutos de la sesión, me dedicaba a convencerla de que apagara los aparatos tecnológicos, uno por uno, antes de que se sentara en el suelo, lista para empezar. Al final de la sesión estaba tranquila y relajada, pero le costaba serenarse y estarse quieta. Odiaba el silencio, porque, según me explicó, la hacía pensar, y pensar la hacía sentirse abrumada por las emociones que no quería sentir.

Maisie había tenido una infancia difícil y había hecho terapia muchos años: aunque la terapia le había servido en un sentido cognitivo (para su parte adulta y racional) al ayudarla a entender cómo la habían criado, las otras partes de su ser que habían respondido a los traumas de su niñez seguían atrapadas en un estado físico protector que la encerraba en una serie de patrones de ansiedad.

Como vimos en el capítulo 2 al abordar los sentidos, el cuerpo físico influye en los pensamientos y las emociones. Los traumas de la infancia ocurren en un período en el que no sabemos cómo expresar lo que nos pasa con palabras, por lo que respondemos en y con el cuerpo. Los bebés y los niños pequeños experimentan el mundo a través de todo su ser, mente, cuerpo y sensaciones; no diferencian entre estas partes de sí mismos. Experimentamos y almacenamos todo lo que vivimos durante ese período con y en todo nuestro ser. Por eso, cuando no hacemos partícipe a todo el ser en el proceso de resolución del trauma, este queda encerrado en el cuerpo y no nos permite una sanación plena.

Esta reflexión está tomada del psiquiatra y célebre autor especializado en trauma Bessel van der Kolk, quien, en su obra *El cuerpo lleva la cuenta: cerebro, mente y cuerpo en la superación del trauma*, explora cómo podemos ayudar a las personas a sentirse seguras en sus propios cuerpos. Van der Kolk postula que una buena psicoterapia nos ayuda a entender y contextualizar nuestra historia y valida nuestras respuestas, y que esta comprensión es clave para resolver el trauma. Los sentimientos nacen en el cuerpo. Para sanar y seguir adelante con nuestra vida, necesitamos forjar una relación profunda con el sistema sensorial interno. Por su parte, la neurocientífica Lisa Feldman Barrett, quien profundizó en esta teoría, sugiere que el cerebro va llevando la cuenta de lo que nos ocurre, pero el cuerpo almacena estas experiencias.

En mi experiencia, a muchas personas no les gusta tener tiempo para pensar, porque al pensar caen en la cuenta de que el mundo es más complicado que la idea simplista que nos venden: eso de que para alcanzar la felicidad basta con pensar en positivo y que necesitamos rodearnos de ruido, productos y experiencias para ahuyentar los sentimientos incómodos, cuando, en realidad, al distraernos no resolvemos nada.

Maisie no era consciente de que tenía un patrón de respiración superficial, en el pecho. Inhalaba mucho y exhalaba poco, como si se estuviera llenando de vida. Cuando consiguió llevar un patrón de respiración más regular, logró respirar más hondo y llevar el aire a los pulmones. Así, aprendió a liberar los músculos asociados con la respiración para que el ejercicio no le representara ningún esfuerzo. Le enseñé a aprovechar esa herramienta para desviar los pensamientos y seguir respirando de una forma tranquila y regular que le permitiera notar dónde sentía que su cuerpo se tensaba cuando la invadía un pensamiento incómodo. Con frecuencia, Maisie sentía que estaba a punto de sufrir un ataque de ansiedad, pero al calmar la respiración descubrió que sus sentimientos tenían muchos más matices.

Poco a poco, aprendió a tomar nota de las sensaciones físicas o los pensamientos incómodos y a sacárselos de dentro a partir de la respiración y una serie de movimientos sutiles.

En un estudio realizado en 2009, se concluyó que el cerebro procesa alrededor de 70.000 pensamientos al día[4] y absorbe una cantidad de información equivalente a 34 *gigabytes* al día,[5] entre todas las palabras, imágenes, programas de radio y televisión, vídeos y publicidad. Con la popularización de los teléfonos inteligentes a partir de 2007, es razonable suponer que ahora la cifra es mucho mayor.

Esta marea de información implica un alto grado de estimulación del sistema nervioso e influye en cómo respiramos, cuánto aire llega a los pulmones y hasta qué punto es eficiente la llegada de oxígeno a las células. Para discernir qué es lo que nos está causando angustia emocional, tenemos que frenar y tomarnos todo el tiempo que necesitemos para indagar en nuestro interior.

¿Nos preocupa algo que está pasando en este momento? En ese caso, lo mejor es apartarnos de esa situación. ¿O es que estamos agotados y el cerebro cansado reacciona con actos reflejos, sin reflexionar, para ahorrar tiempo? ¿Qué pasa si, en lugar de reaccionar de inmediato, hacemos una pausa y profundizamos en esa emoción?

Aprender a poner lo que sentimos en palabras

Nuestras emociones son complejas y tienen más de un matiz, por lo que no siempre es posible reducirlas a una única palabra. Por eso, comunicarles a los demás cómo nos sentimos no es tarea fácil, como tampoco lo es entender y regular nuestras propias emociones.

Cuando describimos nuestras emociones con un lenguaje vago o inexacto, enviamos señales contradictorias a nuestro sistema nervioso, lo que produce confusión y desregulación, que se manifiestan en síntomas físicos como ansiedad, dolores de cabeza o dolores de estómago. Cuando alguien me dice que está «bien», no puedo evitar visualizar una burbuja de pensamiento que dice «al borde de la locura», «neurosis» y «agotamiento» encima de su cabeza.

Por otra parte, cuando decimos que tenemos «mucho estrés», pero no sabemos bien qué quiere decir eso, el sistema nervioso lo interpreta como una amenaza, lo que desencadena distintas respuestas que desembocan en síntomas físicos y emocionales. En cambio, si aprendemos a describir nuestras emociones de forma precisa y las asociamos a determinadas sensaciones físicas, al sistema nervioso le resulta más sencillo comprender qué sucede y responder de forma apropiada. Por ejemplo, si verbalizamos que estamos ansiosos por una presentación que tenemos que realizar e identificamos que estamos respirando rápido en la parte superior del pecho, podremos concentrarnos en respirar más lento y hondo, llevando el aire hacia el vientre y haciendo que el sistema nervioso salga del estado de alarma para ocuparse de esa tarea.

El movimiento es un gran aliado para la regulación emocional, por lo que siempre lo incorporo a mis sesiones, que buscan crear un espacio de apoyo donde las personas exploren sus emociones en un entorno en el que se sientan seguras. Por eso, mis clientes realizan una serie guiada de movimientos exploratorios que les permiten tomar conciencia de su cuerpo e identificar qué zonas se tensan cuando experimentan determinada emoción. Además de mejorar la conexión entre el cerebro y el cuerpo, estos ejercicios nos ayudan a adentrarnos en nuestras emociones y a hallar la mejor manera de expresarlas.

Al prestar atención a cómo nos movemos, le indicamos al sistema nervioso que nos sentimos seguros y relajados; así se minimiza la respuesta del sistema nervioso simpático y se activa la del parasimpático, lo que promueve un estado de calma y bienestar.

En un estudio, se observó que quienes podían describir sus emociones en detalle las regulaban mejor y sabían lidiar con el estrés, lo que sugiere que poner lo que sentimos en palabras es muy útil para comprender nuestras emociones y lidiar mejor con ellas.[6]

Frente a la adversidad, es clave respirar de forma consciente para evaluar la situación con calma. El primer paso para cambiar el comportamiento es tomar consciencia de dónde estamos, a fin de entender cómo nuestro estado físico y la intensidad de los estímulos procedentes del entorno hacen que nuestra respiración sea menos eficiente. Hay indicios que sugieren que ciertos problemas de salud como el alzhéimer, las enfermedades cardíacas,[7] la diabetes[8] y los problemas del sueño en parte se deben a una mala respiración.

Por ejemplo, un estudio reciente concluyó que la respiración ayuda a reducir el riesgo de contraer alzhéimer.[9] En el estudio, un grupo de adultos mayores y jóvenes realizó veinte minutos de ejercicios de respiración lenta dos veces al día durante cuatro semanas: al cabo de ese plazo, se observó que tenían niveles más bajos de las proteínas que se cree que contribuyen a esta enfermedad. Según los investigadores, los ejercicios de respiración podrían ser un tratamiento prometedor para prevenir el alzhéimer. Si bien advierten de que hay que seguir investigando para confirmar estos hallazgos, los resultados son alentadores.

Además, se ha demostrado que la respiración lenta y profunda no solo sirve para relajarnos, sino que además aumenta la producción de melatonina, una hormona esencial para conciliar el sueño, ya que activa el sistema nervioso parasimpático (asociado con la relajación y el descanso) al tiempo que inhibe el sistema nervioso simpático, vinculado con la alerta y la actividad.

La producción de melatonina está regulada por el ritmo circadiano del cuerpo, el ciclo natural de veinticuatro horas que controla los patrones de sueño y vigilia. Cuando estamos expuestos a la oscuridad, el cuerpo produce más melatonina, lo que nos ayuda a conciliar el sueño. La respiración lenta y profunda promueve la producción de melatonina inducida por la oscuridad, lo que conduce a una mejor calidad del sueño. La melatonina también ayuda a reducir la inflamación, estimular el sistema inmunológico, proteger contra el cáncer y ralentizar el proceso de envejecimiento, entre otros beneficios para la salud.

Al respirar de forma lenta y regular, logramos que el cerebro tenga una mejor circulación y envíe recursos a todas las células del cuerpo.[10]

Pasemos ahora a las estructuras que nos permiten respirar y veamos cómo funcionan: si visualizamos los pulmones y el oxígeno que entra y sale del cuerpo, podremos imaginar que los llenamos de aire, lo que nos ayudará a hacer los ejercicios.

El cuerpo en la respiración

Cuando inhalamos por la nariz, el aire se calienta y pasa por distintos filtros a medida que viaja por la parte posterior de la garganta hasta la tráquea. Una vez allí, el aire entra por dos vías distintas hacia los pulmones. El pulmón izquierdo es más pequeño que el derecho, ya que comparte el espacio con el corazón. El aire ingresa a los pulmones a través de unos tubos llamados «bronquios» que se ramifican en tubos más pequeños llamados «bronquiolos», que a su vez se dividen en sacos de aire llamados «alvéolos». La estructura se parece un poco a un árbol: la tráquea es el tronco; los bronquios, las ramas principales; los bronquiolos, las ramitas, y los alvéolos, donde se produce el intercambio de gases, son las hojas.

Los vasos sanguíneos que rodean los alvéolos recogen oxígeno y liberan dióxido de carbono. La respiración es, justamente, este intercambio de gases. Después, el oxígeno pasa de los alvéolos hacia el lado izquierdo del corazón a través de los vasos sanguíneos, y este lo bombea hacia todo el cuerpo. Cuando se agota el oxígeno, la sangre viaja hacia el lado derecho del corazón y regresa a los pulmones para liberar dióxido de carbono y recoger más oxígeno. Como no podemos vivir sin oxígeno, el cerebro prioriza los mensajes de los pulmones por encima de todos los demás.

Entre los pulmones, se encuentra el corazón, que bombea la sangre hacia el resto del cuerpo. El diafragma está ubicado debajo de los pulmones y encima del hígado, a la derecha, y del estómago. El corazón y el diafragma están unidos por articulaciones que siguen el ritmo de la respiración.

La postura afecta la calidad de la respiración: su importancia no radica en una cuestión estética, sino en cómo están organizados los sistemas internos. Los huesos están dispuestos de tal manera que la gravedad no los hace aplastarse unos contra otros, la curvatura de la columna ayuda a resistir esta fuerza descendente y los órganos están suspendidos de ciertos tejidos y ligamentos. Contamos con una estructura adecuada para soportar el peso de la cabeza y no nos hundimos en el suelo, ya que los huesos de los pies nos sostienen y, junto con los demás huesos, la piel, el tejido conectivo y los órganos, nos hacen permanecer erguidos.

Las costillas se conectan con el cuello por medio de tres músculos gruesos que se encuentran en el cuello y que se insertan en las dos primeras costillas y bajan hasta la sexta. Los músculos de esta parte del cuerpo tienen una estructura multidireccional, y la fascia (¿te acuerdas de aquel rollo de *sushi*?) que los cubre les permite moverse en todas las direcciones. Esta estructura se repite en los músculos que están entre las costillas, llamados «intercostales», así como en los abdominales profundos. La duodécima costilla está anclada a la pelvis por otros tres músculos ubicados en la parte baja de la espalda. Podemos comparar las costillas con una canasta suspendida o con un acordeón vertical: al inhalar, el acordeón se separa hacia arriba y hacia abajo; al exhalar, se contrae y empuja el aire hacia fuera.

Todas estas estructuras están unidas al cuerpo que respira y responden a él. Si el cuerpo está quieto durante mucho tiempo, no solo los músculos y los huesos se verán afectados, sino también los ritmos internos, ya que, al no movernos, destinamos gran parte de nuestra energía a permanecer en la misma postura.

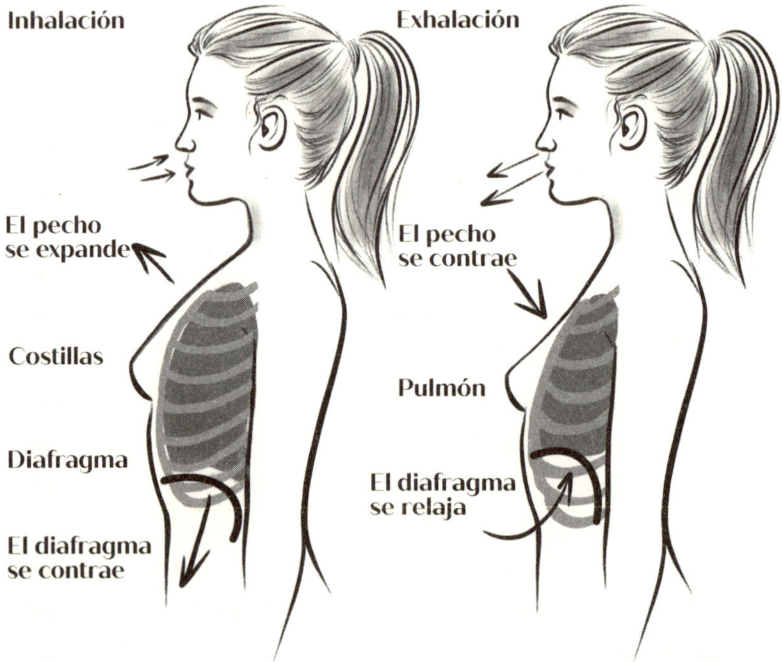

Los pulmones

Al inhalar, la primera y la segunda costilla se retraen hacia arriba y se alejan de la pelvis a medida que los músculos del cuello se contraen. Los músculos de la parte posterior del torso tiran de la última costilla para aumentar el tamaño de la caja torácica, lo que amplía la capacidad pulmonar y posibilita la entrada de aire. Al bajar, el diafragma tira de los pulmones para que entre el aire. Cuando exhalamos, el diafragma vuelve hacia arriba y el aire es expulsado de los pulmones. En este sentido, las costillas son como un resorte, por lo que es posible agrandar la caja torácica en cada inhalación.

La fascia también recubre la parte delantera y posterior de las costillas. Se trata de una continuación del revestimiento de los músculos del cuello y los músculos de la espalda baja, como si fuéramos una estructura elástica continua.

Los pulmones, que tienen una consistencia esponjosa, están recubiertos por un tejido que se pliega sobre sí mismo para formar un saco doble. La capa externa se adhiere a la pared torácica y la capa interna cubre los pulmones, los nervios, los vasos sanguíneos y los bronquios. La apertura de las costillas permite que estos revestimientos se deslicen y abran los pulmones.

La parte de delante de los pulmones cuelga desde las clavículas hasta la octava costilla; la parte de atrás llega hasta la décima costilla. Sin embargo, los revestimientos de los pulmones se encuentran por encima de la primera costilla, por lo que se podría decir que estos cuelgan del cuello. El revestimiento de los pulmones está unido al interior de los músculos del cuello. La postura de la cabeza y el cuello es fundamental para la respiración.

En el cuello, convergen muchas estructuras importantes que van hacia la parte superior del cuerpo; de hecho, los nervios que alimentan la cabeza, la cara y los ojos emanan de la parte posterior del cuello. A cada lado del cuello, tenemos un nervio muy importante llamado «nervio frénico», que es el único componente del sistema nervioso que se ocupa del movimiento del diafragma. Cuando este nervio se activa, el diafragma se contrae, y cuando se relaja, el diafragma se expande.

El nervio frénico comienza en la parte del cuello que se usa para doblar o rotar la cabeza, que está al nivel de la mandíbula, y pasa por el cuello, el pecho, el corazón y los pulmones hasta llegar al diafragma. El nervio frénico también transmite información sensorial relacionada con el tacto y el dolor al diafragma, al saco que cubre el corazón, al tejido delgado que envuelve los órganos abdominales y al revestimiento externo del pulmón.

Además, tenemos doce pares de nervios craneales que salen del tronco encefálico, en la parte posterior del cráneo, que se encargan de varias funciones corporales, como la vista, el oído, el gusto, el olfato, el tacto, el movimiento y el equilibrio. También controlan los mensajes que el cuerpo envía al cerebro, y viceversa. Estos nervios se relacionan con el movimiento de la cabeza, la cara, el cuello, los hombros, los brazos, las manos y los dedos, así como con las sensaciones que experimentamos en esas partes del cuerpo. En el cuello también se encuentran varios músculos que se conectan con las clavículas, el esternón, los omóplatos y el cráneo.

Queda claro, entonces, que la postura desempeña un papel clave en la respiración. La forma en la que disponemos las distintas partes del cuerpo influye en cómo se acomodan nuestros huesos y músculos; dependiendo del espacio que quede en el interior del cuerpo, se aprovecha toda la capacidad pulmonar o no.

¿Recuerdas lo que vimos en el capítulo 1 sobre el mapa del cuerpo que traza el cerebro? Cuando nos acostumbramos a no llenar de aire la totalidad de los pulmones por pasar mucho tiempo encorvados frente a un portátil, sin darnos cuenta estamos reduciendo el tamaño de los pulmones en ese mapa mental. Además, cuando no aprovechamos la totalidad de la capacidad pulmonar, el cerebro entiende que estamos estresados, por lo que activa toda una serie de respuestas para lidiar con esa tensión. Si esta situación se repite día tras día, nos habituamos a esa postura y a llevar menos aire a los pulmones, ya que el sistema nervioso se adapta en consecuencia.

Si eres de esas personas que se pasan el día sentadas frente al escritorio, no dejes que esta información te abrume o desanime: mejorar la idea que tiene el cerebro de tu propio cuerpo (tu autopercepción) depende de ti. Tal como lo hiciste de bebé, puedes tomar conciencia de todo tu ser. Para comenzar, solo necesitas poner atención.

Ser conscientes de los pulmones

Este ejercicio de respiración te ayudará a tomar más conciencia de los pulmones.

1. Acuéstate con las rodillas flexionadas y los pies en el suelo o, si lo prefieres, siéntate con los pies apoyados en el suelo.
2. Con suavidad, apoya las manos en la parte media de las costillas, justo debajo del pecho, con los meñiques más o menos alineados con la parte inferior del esternón, donde las costillas comienzan a separarse. En esa zona, se encuentran los lóbulos inferiores de los pulmones. Concéntrate en el calor de las palmas sobre las costillas. Dirige la respiración hacia las manos.
3. Al inhalar por la nariz, llena los pulmones y siente cómo se expanden hacia las costillas y después hacia las manos. Al exhalar, imagina que las costillas y los pulmones se alejan de las manos.
4. Repite el ejercicio sin hacer fuerza con los músculos. Imagina que las manos y tus pulmones se comunican bajo las capas de piel, tejido conjuntivo, fluidos, pulmones elásticos y hueso.
5. Sigue respirando, pero ahora baja las manos. ¿Aún sientes el calor? Ahora eres consciente de la parte inferior de las costillas y, probablemente, estás respirando más hondo, llenando el tórax de aire. Has cambiado la cartografía de tus pulmones en tu cerebro y, por ende, la forma en la que respiras.

Respiración nasal y bucal

Se han realizado muchas investigaciones sobre los beneficios de respirar por la nariz en vez de por la boca.

La nariz es la primera línea de defensa del cuerpo: al filtrar el aire entrante, lo humedece y calienta, lo que le permite extraer un 20 por ciento más de oxígeno, debido a la constricción de la inhalación por la nariz, la acumulación de presión y la consiguiente liberación de óxido nítrico. El óxido nítrico relaja los músculos internos de los vasos sanguíneos, lo que hace que se ensanchan y aumenten la circulación. Además, es antiviral, antibacteriano y antimicrobiano.

Al respirar por la nariz, respiramos más lentamente, se mejora la capacidad pulmonar, se fortalece el diafragma y el sistema inmunológico y tendemos a roncar menos. En cambio, respirar por la boca aumenta el riesgo de asma, exposición a alérgenos, mal aliento, caries, inflamación de las encías, sequedad de boca y ronquidos o apnea del sueño.[11]

Cuanto más utilizamos toda la capacidad de los pulmones, mejor funciona nuestro organismo, lo que aumenta nuestra expectativa de vida. A medida que envejecemos, los pulmones se encogen, pero es posible conservar la capacidad pulmonar si nos acostumbramos a adoptar una buena postura y a respirar por la nariz a un ritmo más lento.

La forma en la que respiramos afecta a todos los sistemas del cuerpo: el funcionamiento del cerebro, la frecuencia cardíaca, la circulación y la digestión, entre otros. La respiración lenta es muy útil para la digestión, ya que ayuda a relajar el cuerpo y la mente, lo que permite que el sistema digestivo funcione de un modo más efectivo. Cuando estamos estresados, el cuerpo libera hormonas que ralentizan la digestión. La respiración lenta también contribuye a aumentar la producción de enzimas digestivas, que resultan esenciales para descomponer los alimentos y absorber los nutrientes. Como la respiración lenta también ayuda a mejorar la circulación, el sistema digestivo recibe un flujo sanguíneo mayor, indispensable para hacer llegar los nutrientes a los intestinos y mejorar la función hepática mediante la cual se eliminan los desechos del organismo. Además, la respiración lenta sirve para reducir el dolor asociado con problemas digestivos como la indigestión, los gases y la hinchazón.

Ejercicio de respiración 6 y 6

Este tipo de respiración también se conoce como «respiración coherente» o «respiración resonante», aunque me parece más claro hablar de respiración «6 y 6».

1. Acuéstate con las rodillas flexionadas y los pies en el suelo o siéntate con los pies apoyados en el suelo.
2. Ponte una mano sobre el vientre y deja caer el codo.
3. Inhala por la nariz contando despacio hasta seis mientras ves subir el vientre.
4. Exhala por la nariz contando despacio hasta seis mientras ves bajar el vientre.
5. Una vez que te acostumbres al ritmo de la respiración, bloquea un poco la parte posterior de la garganta, para que tu respiración suene como los ronquidos de un bebé. Trata de no ejercer mucha presión; se trata de una zona sensible que no debemos forzar mucho.

Es posible que algunas partes de este ejercicio te resulten más complicadas que otras. Hace muchos años, cuando decidí probar la respiración 6 y 6, me costaba exhalar a este ritmo, pero me di cuenta de que si pensaba en la respiración como un movimiento continuo en el que la inhalación se convierte poco a poco en la exhalación, lograba relajar los músculos y cumplir con mi cometido.

Si el ejercicio te cuesta demasiado, empieza con tres segundos y aumenta el tiempo lentamente hasta llegar a seis segundos; en mi experiencia, es solo cuestión de practicar con regularidad.

Respiración lenta y más profunda

En este ejercicio, respiraremos a un ritmo más lento de cinco respiraciones por minuto. Una respiración toma doce segundos (seis de inhalación y seis de exhalación), lo que multiplicado por cinco respiraciones da un minuto.

Hay estudios que demuestran que respirar a un ritmo de alrededor de cinco a siete respiraciones por minuto ayuda a equilibrar y fortalecer los sistemas de respuesta al estrés, lo que nos vuelve más resilientes y contrarresta los efectos del exceso de estrés y trauma en nuestra regulación emocional y salud física.[12] Respirar a este ritmo permite que el sistema nervioso oscile entre la respuesta simpática y la parasimpática con cada inhalación y exhalación. Así, se produce un equilibrio, ya que la inhalación activa el sistema nervioso simpático, al tiempo que la exhalación activa el parasimpático.

Este ritmo respiratorio es común en ciertas prácticas ancestrales, como rezar avemarías o repetir «om», por lo que la ciencia ha comprobado algo que ha existido durante mucho tiempo.

Gracias a las investigaciones del Dr. Richard Brown y la Dra. Patricia Gerberg, profesionales de la respiración y la ciencia, sabemos que existe una conexión neurológica entre la respiración y la emoción.[13] El cuerpo envía información al cerebro todo el tiempo para mantenerlo actualizado sobre el estado físico interno mediante una intrincada red de comunicación que es crucial para nuestro bienestar. Así, el cerebro recibe un flujo constante de datos enviado desde los receptores sensoriales y los delicados sensores que recubren los pulmones y las vías respiratorias. Gracias a esta información, que se actualiza en milisegundos, el cerebro está siempre al tanto de la respiración; esto es fundamental, ya que necesitamos del oxígeno para vivir.

Cuando cambiamos el ritmo de nuestra respiración, también modificamos el patrón de las señales que van al cerebro: ciertos patrones señalan que estamos en peligro y otros, que estamos a salvo. La frecuencia respiratoria muchas veces depende de nuestras emociones. Por ejemplo, cuando nos sobresaltamos solemos contener la respiración, una respuesta que potencia la emoción.

Al respirar de forma distinta conscientemente, alteramos los patrones de las señales respiratorias que van al tronco encefálico, la parte inferior del cerebro que está conectada a la médula espinal, y desde allí a las redes reguladoras principales del cerebro: los centros emocionales, los sistemas de comunicación interna y los centros de pensamiento y toma de decisiones, entre otras regiones que intervienen en los procesos emocionales y cognitivos. Si hacemos una pausa e identificamos qué patrón de respiración nos ayudará a calmarnos, podemos influir en todos los procesos cerebrales.

La velocidad a la que respiramos depende de la relación entre la inhalación y la exhalación y del tiempo que destinemos a ambos movimientos. Podemos respirar con delicadeza o con fuerza, e incluso crear resistencia en la respiración, como cuando bloqueamos la parte posterior de la garganta. La forma más sencilla de activar el sistema nervioso parasimpático es respirar más lentamente, a un ritmo de cinco respiraciones por minuto.

Este ritmo de respiración conlleva beneficios demostrados para personas con afecciones psiquiátricas y médicas, niños en riesgo, veteranos de guerra y supervivientes de desastres.[14]

Cómo realizar los ejercicios

La clave es la constancia: es importante practicar con frecuencia cuando tenemos la cabeza tranquila y relajada, por ejemplo, a primera hora de la mañana, cuando la vorágine diaria aún no ha afectado al cerebro. Algunos estudios indican que hacer veinte minutos de ejercicios de respiración lenta al día es ideal para equilibrar el sistema nervioso, pero se puede empezar con dos minutos, pasar a cinco minutos y después ir aumentando el tiempo poco a poco.

Una buena manera de crear un nuevo hábito es vincularlo a uno antiguo. En mi caso, apenas me despierto, me siento en la cama y hago veinte minutos de respiración lenta. Cuando termino, estoy lista para encarar el día. Si, por alguna razón, no llego a hacer el ejercicio, busco otro momento del día para realizarlo. También acudo a él cuando algo me desestabiliza.

Si bien este libro contiene muchos ejercicios, la respiración 6 y 6 es la base para equilibrar el sistema nervioso. Por eso, conviene incorporarla a la rutina: te recomiendo probarla durante un mes y ver qué cambios detectas.

Respirar para calmar los problemas digestivos

La respiración lenta ayuda a aliviar los problemas digestivos. Haz diez o quince minutos de ejercicios de respiración lenta al día o cada vez que detectes que algo va mal con la digestión. Solo hace falta seguir estos simples pasos.

1. Siéntate en una postura cómoda, con la columna erguida.
2. Cierra los ojos y concéntrate en la respiración.
3. Inhala despacio por la nariz mientras cuentas hasta cuatro.
4. Aguanta la respiración mientras cuentas hasta cuatro.
5. Exhala despacio por la boca mientras cuentas hasta cuatro.
6. Repite los pasos del 3 al 5 durante diez o quince minutos.

Qué has aprendido en este capítulo

- La respiración controla el sistema nervioso, por lo que una mala respiración estresa todos los sistemas del cuerpo.
- Entre las emociones y la respiración existe una profunda conexión neurológica.
- La respiración lenta y constante a un ritmo de 6 y 6 es la forma más sencilla de calmar el sistema nervioso, ya que crea un equilibrio en el sistema nervioso simpático y parasimpático.
- La posición de la cabeza, el cuello y la columna repercute en las señales que el cuerpo envía al cerebro.
- El estado físico incide sobre si aprovechamos toda la capacidad de los pulmones para respirar o no.
- Cuando el aire llena los pulmones, se activa el sistema nervioso parasimpático, lo que nos permite descansar, reponernos, digerir, reproducirnos y restaurar lo que haga falta.
- La inhalación estimula el sistema nervioso simpático, mientras que la exhalación se relaciona con el sistema nervioso parasimpático: por eso, inhalar y exhalar nos ayuda a alcanzar un equilibrio.

Inhala y exhala despacio por la nariz. Si puedes, tómate un descanso, sal a caminar y deja que el cerebro descanse. Respirar al aire libre mientras relajas los ojos ayudará a que toda esta información se asiente en tu cerebro.

En el próximo capítulo, aprenderemos sobre la importancia del tacto.

4

El tacto

Como el mayor y más antiguo órgano del cuerpo,
la piel posibilita que el organismo conozca su entorno.

ASHLEY MONTAGU, *El tacto: la importancia de la piel en las relaciones humanas*

¿Qué es lo primero que te viene a la mente al leer la palabra «tacto»? ¿Evocas una sensación de amor y apoyo o te remite al miedo, a la vulnerabilidad? Tal vez asocies la idea de tacto con el contacto sexual o sensual, con los masajes o el contacto terapéutico. En todos los casos, nuestra experiencia con el tacto moldea nuestra visión del mundo.

CASO PRÁCTICO: ALISTAIR

Uno de mis clientes (llamémoslo «Alistair») se siente tan falto de amor que con frecuencia contrata masajes, manicuras, pedicuras e incluso tratamientos faciales para comprar todo el contacto físico posible. Dice que lo hace para sentirse querido. Me confió que su madre no lo besaba ni lo abrazaba: en 1923, cuando ella tenía once años, la habían enviado de Polonia a Londres con una carta de las autoridades de ese país que contenía sus datos y pedía a cualquiera que se la cruzara en el viaje que, por favor, la ayudara. Un pariente lejano que vivía en el East End de Londres y que iba a cuidarla la recibió en la estación de Victoria. La madre de la niña (la abuela de Alistair) había muerto en el parto y a su padre (es decir, al abuelo de mi cliente) lo había colgado de un poste de la luz una turba antisemita. Esta experiencia traumatizó tanto a aquella niña que, cuando se convirtió en madre, no quería abrazar ni besar a sus hijos.

Alistair no sabe autorregular sus emociones: cuando se enoja, no tiene ni idea de cómo tranquilizar el sistema nervioso para serenarse. A menudo, lo abruman las emociones y, cuando esto sucede, se va a dormir o se pone a hacer algo que lo distraiga de sus sentimientos. A Alistair le gusta estar activo: disfruta los días de agenda llena donde no tiene ni un minuto libre. Hace lo imposible para cargarse de obligaciones y asegurarse de no tener que pensar o sentir sus emociones.

Cuando Alistair comenzó sus sesiones conmigo, cada vez que le pedía que se tirara al suelo para empezar a trabajar, no tardaba en quedarse dormido. No se daba cuenta de que es agotador estar ocupado de la mañana a la noche. Su vida era a todo o nada. No dormía bien; respiraba sobre todo por la boca y sufría de apnea del sueño, que es lo que ocurre cuando la respiración se vuelve intermitente y nos despiertan nuestros jadeos o ruidos de asfixia. En general, se asocia con los ronquidos. Quienes sufren de apnea del sueño suelen estar muy cansados al día siguiente, les duele la cabeza, les cuesta concentrarse y experimentan cambios de humor, ya que no han completado sus ciclos de sueño (sobre los que profundizaremos en el capítulo 6). Alistair presentaba todos estos síntomas. Estaba extenuado todo el tiempo y tomaba entre ocho y diez tazas grandes de café al día para mantenerse despierto.

Le molestaba su sobrepeso, tenía gota y tomaba pastillas para la presión arterial, el colesterol alto y la diabetes. Encaraba la vida con una mentalidad de que más es mejor: más comida, más experiencias y más gente a su alrededor. Le encantaba coleccionar cosas: tenía contenedores llenos de antigüedades que compraba en subastas y que iban directos a un depósito. Si algo le gustaba, lo consumía una y otra vez, ya fuera su programa de televisión favorito, una película o una comida. Estaba casado desde hacía mucho tiempo, pero no era feliz, ya que estaba muy solo y no se sentía amado.

Aun así, Alistair es una de las personas más exitosas que conozco, casi como si su falta de vida interior le hubiera permitido desarrollar una gran determinación en el plano laboral, donde actúa con audacia sin pensar en las consecuencias de sus acciones. Tiene algo que lo hace no ser muy consciente: de hecho, manifiesta ciertas tendencias de neurodiversidad, pero nunca ha recibido un diagnóstico ni está interesado en ello. A mí no me compete diagnosticar a nadie, y hasta es mejor que no sepa qué etiquetas les han puesto a mis clientes. No tienen por qué relatarme su «historia». Mi función es guiarlos a través de movimientos y notar dónde almacenan patrones que les impiden usar toda su capacidad para respirar o moverse con facilidad. Una vez que identificamos los patrones, trabajamos juntos para desarmarlos poco a poco.

En el caso de Alistair, le enseñé distintos movimientos útiles para cuando siente surgir un torbellino de emociones. También le mostré cómo serenarse mediante la respiración, el tacto y el movimiento: al incorporar estas prácticas, aprendió a lidiar con sus sentimientos. Le servían mucho los ejercicios relacionados con el tacto, ya que lo ayudaban a comprender su relación consigo mismo y con su entorno. Por ejemplo, antes le costaba mucho pasar de una postura de pinza a una postura erguida de forma correcta: no importaba cuánto enfatizara que tenía que hacerlo despacio o con suavidad o que la cabeza era lo último que tenía que subir, Alistair se enderezaba lo más rápido posible, levantando primero la cabeza. Sin embargo, cuando le pedí que pusiera las manos en la parte superior de los pies y las deslizara por las espinillas, los muslos, la pelvis, el vientre y el pecho para acompañar el movimiento, logró levantar la cabeza al final. Tuvo que sentir el cuerpo con las manos para comprender cómo se movía.

Por eso, en la mayoría de las sesiones lo hacía apoyar las manos en las costillas para sentir el movimiento de la respiración: de ese modo, aprendió la técnica de respiración 6 y 6 (página 96) y logró realizar el ejercicio durante bastante tiempo. También lo hacía usar distintos accesorios que lo ayudaran a ubicarse en el espacio, al sentir el contacto entre el cuerpo y el accesorio. Al incorporar todos los sentidos a la hora de hacer los ejercicios, Alistair aprendió a sentir.

Adelgazó veinticinco kilos y por fin se deshizo de la ropa de talla XXL que había guardado durante años en el armario por si volvía a engordar. Ahora, respira mejor por la nariz, duerme bien, ya no tiene gota ni apnea del sueño y toma solo un café al día.

A veces, veo en Alistair al niño pequeño que, al no recibir el contacto físico que anhelaba, buscó ese consuelo en un sinfín de distracciones.

A diferencia de Alistair, otra de mis clientas (llamémosla Lucy) no soporta que la toquen de repente, y se paraliza cuando eso ocurre. Hija de padres con problemas de adicción y comportamiento errático e impredecible a quienes les costaba reconocer sus propias necesidades y las de sus hijos, Lucy estaba en un estado de hipervigilancia permanente. Si bien suelo trabajar de forma remota, a veces me reúno con mis clientes en persona, ya que el método tiene un aspecto práctico muy útil para quienes son poco conscientes de sus propias sensaciones. En las sesiones presenciales, siempre anuncio lo que voy a hacer antes de tocar a alguien, pero con Lucy tengo que estar particularmente atenta y pedirle permiso antes. Además, le doy muchas alternativas para que se tranquilice: por ejemplo, puede optar por abrir o cerrar los ojos durante un ejercicio. El Programa Serenidad se adapta muy bien a sus necesidades, ya que le da control sobre su propio cuerpo y le permite ajustar los ejercicios según lo que le resulte más cómodo. Juntas, nos enfocamos en calmar su sistema nervioso, para que no sienta pánico al tocar a alguien o si la tocan.

¿Cómo aprendemos a cuidarnos? Según los expertos en trauma, aprendemos imitando el cariño que recibimos de niños. ¿Nos calmaban cuando nos enojábamos? ¿O nos regañaban, sacudían, pegaban o ignoraban?

Nuestra relación con el tacto durante los primeros años de vida desempeña un papel fundamental en la forma en que se forma el cerebro social. Recuerdo muy bien los rostros atormentados de los huérfanos rumanos que vi por televisión allá por los noventa, cuando el mundo se enteró de la situación de los orfanatos estatales de Rumanía. Esos niños eran las víctimas de un régimen brutal presidido por el dictador Nicolae Ceaușescu, quien había decidido que el país necesitaba más población para desarrollar su economía. Se prohibieron las pastillas anticonceptivas y el aborto, y se aumentó la carga impositiva de las personas sin hijos. Cuando una familia no tenía la capacidad financiera o emocional para hacerse cargo de más hijos, sobre todo si tenían alguna discapacidad física, los enviaban a un orfanato estatal. Allí, el cuidado de los bebés se limitaba a la alimentación y el cambio de pañales; por lo demás, se pasaban el día en una cuna, sin ningún tipo de contacto humano. Cuando se daban cuenta de que nadie vendría a consolarlos, dejaban de llorar y gritar, a diferencia de los bebés que saben que alguien responderá a su llamada. En esa época, los informativos mostraban imágenes espeluznantes de niños silenciosos y salvajes que miraban a la cámara sin sonreír. No tenían a nadie que los consolara, les cantara o los abrazara. No tenían contacto con otras pieles. Parecían niños fantasmas. La escena era desgarradora.

Cuando un niño no recibe los cuidados adecuados, incluso en situaciones menos extremas que la que acabo de contar, se generan muchos problemas: mala regulación emocional, incapacidad de sociabilización, baja autoestima, retrasos en el desarrollo motor y el lenguaje, dificultades cognitivas, autolesiones y rabietas. Con el tiempo, esta situación puede conducir a un mal desempeño académico. Los niños que no reciben cariño presentan déficits cognitivos durante toda la vida, en especial si los institucionalizan desde pequeños.

Los bebés aprenden al explorar el entorno y recibir estímulos. Es importante hacerlos sentir seguros para que prueben cosas nuevas y aprendan de sus errores. El cerebro está formado por diferentes áreas que se relacionan con todo lo que hacemos y que contienen millones de neuronas (es decir, células cerebrales). Las neuronas que intervienen en estas acciones se comunican entre sí mediante señales químicas. Cuando repetimos una acción una y otra vez, estas señales forman nuevas vías neuronales. Este proceso de cambio y adaptación cerebral mediante la creación de nuevas redes es posible gracias a la neuroplasticidad. Los bebés aprenden de su entorno y de sus vínculos con los demás. Cuando un bebé recibe amor y caricias, cuando juegan con él, lo estimulan y lo cuidan, desarrolla más conexiones neuronales, ya que aprende y vive experiencias a partir de su relación con los demás. Así, cuando un bebé llora y sus padres lo tranquilizan, aprende a calmarse. Los padres le sonríen y lo arrullan, por lo que el bebé aprende a sonreír o gorgotear, es decir, aprende a forjar un vínculo social.

A partir de las interacciones enriquecedoras con los adultos que los rodean, los bebés aprenden a regular su neurofisiología y su cuerpo, a comunicarse con los demás, a equilibrar sus emociones, a empatizar y a controlar el miedo.[1] De bebés, aprendemos a buscar consuelo en los demás; por eso aquellos niños rumanos no sabían pedir apoyo ni ayuda, ya que nunca los habían experimentado.

La piel en la que vivimos

Frótate las palmas de las manos. ¿Sientes el grosor de la piel y los pequeños surcos y pliegues? Ahora, acaricia la piel de debajo del ojo con uno de los dedos y siente lo delgada que es. La piel es versátil; su grosor varía dependiendo de dónde se encuentre y de lo que necesite cubrir. En la piel llevamos nuestras experiencias y reflejamos cómo estamos por dentro.

Como vimos en el capítulo uno, la piel, al igual que el sistema nervioso, se origina en la capa externa de tejido del embrión. De esta capa también surgen los dientes, el cabello y los órganos relacionados con el olfato, la vista, el oído y el gusto. La piel se mete dentro del cuerpo para formar el interior de los párpados, las orejas, las fosas nasales, los genitales femeninos, el ano y la boca; podemos pensar que es una suerte de revestimiento interno. También podemos pensar en la piel como un sistema nervioso externo, o en el sistema nervioso como una piel interna que hace las veces de puente entre el interior y el exterior. Se ha dicho que la piel es el primer medio de comunicación.[2]

De bebés, nos valemos de las manos y la boca para encontrar el pecho materno: la piel desempeña un papel fundamental en el equilibrio, ya que nos brinda la información necesaria para entender hacia dónde estamos orientados en el espacio y recibe los mimos y las caricias de nuestra madre, que estimulan aún más el cerebro. La piel nos delimita, nos ayuda a reconocernos como individuos distintos de la persona que nos abraza.

Además, tiene millones de receptores sensoriales que captan los diferentes estímulos de calor, frío, dolor, presión y tacto. El sentido del tacto es el primero en formarse en el desarrollo embrionario; el cerebro cede una parte considerable de su espacio a los receptores sensoriales, lo que nos da una idea de lo importante que es este sentido.

El tacto se divide en dos categorías básicas: discriminativo y afectivo. El primero es el que nos permite detectar cuándo un mosquito se nos posa en el brazo o cuándo tocamos una sartén caliente; el segundo se relaciona con un tipo de contacto más suave, como un derrame cerebral o un abrazo.[3] En el tacto afectivo intervienen las partes del cuerpo que están cubiertas de vello, como el antebrazo, por lo que no tenemos sensores ni en las plantas de los pies ni en las palmas de las manos. Estamos programados para conectar y vincularnos con los demás, para tranquilizar, nutrir y empatizar, para comprender quiénes somos y sentir el apoyo de los demás. En este sentido, el tacto afectivo es fundamental.

El tacto discriminativo nos ayuda a relacionarnos con el mundo exterior; así, tanto las manos como los labios o los pies nos permiten explorar lo que nos rodea. En cambio, el tacto afectivo tiene más que ver con la experiencia interna de ser humanos; nos ayuda a regular las emociones y a desarrollar el cerebro social.[4]

El tacto desempeña un papel fundamental en nuestro comportamiento. Ahora sabemos que los bebés prematuros necesitan que los acaricien mientras están en la incubadora para que se produzca el contacto social entre la madre y el hijo. El tacto es indispensable para la formación del cerebro social, es decir, para alcanzar un buen desarrollo cognitivo, social, emocional y físico.

Mientras escribía este libro, mi casa fue el sorprendente escenario del nacimiento de una camada de cachorros. La madre, que era bastante joven, sabía por instinto que tenía que lamer a sus crías. Los lamidos son, en esencia, tacto, y resultan vitales para los perros, en especial en la zona del perineo, ese espacio entre los genitales y el ano. Sin los lamidos de la madre, es poco probable que el cachorro sobreviva, ya que los sistemas reproductivo, urinario y digestivo se verían afectados.[5]

Tener un perro es una forma sencilla de generar rutinas, ya que sí o sí dedicaremos un tiempo a dar vueltas alrededor de un mismo parque y a encontrarnos con otras personas que también necesiten pasear a sus mascotas. Me acuerdo de una mujer que conocí en el parque mientras paseaba a mi perro, que un día me confió entre lágrimas que su marido la había dejado hacía poco. Como es de esperar, estaba muy dolida, por lo que quise abrazarla para demostrarle empatía y apoyo. Sin embargo, estábamos en los primeros meses de la pandemia y no nos conocíamos, por lo que ninguna sentía que podíamos darnos un abrazo. No solo había normas muy estrictas con respecto al contacto con personas de fuera de nuestra burbuja, sino que todo el mundo estaba muy preocupado por su salud y nadie quería invadir el espacio personal de los demás. En ese momento, tuve un conflicto interno, ya que si bien entendía una cosa a nivel intelectual, mis sentimientos me decían otra. Esto se conoce como «disonancia cognitiva». La interacción me dejó una sensación de vacío que aún me invade cada vez que pienso en ello. La necesidad de consolar a los demás es un instinto biológico muy fuerte, por lo que, cuando oponemos resistencia, es como si nos faltara algo.

Se ha demostrado que los abrazos calman tanto a quien abraza como a quien es abrazado: el contacto corporal estimula el sistema nervioso y las redes de procesamiento emocional del cerebro se activan y producen ciertos neuroquímicos, incluida la oxitocina u «hormona del abrazo», que nos reconforta, fomenta los vínculos sociales, reduce los niveles de estrés y ansiedad, ayuda a combatir las infecciones y ralentiza la frecuencia cardíaca. Los abrazos regulares reducen nuestra reactividad ante el estrés y nos ayudan a ser más resilientes. Si compartimos la cama con alguien, el tacto suave sirve para regular el sueño, ya que reduce los niveles de cortisol, la hormona de la acción.[6]

Si solemos acariciar y abrazar a nuestra pareja e hijos, se crea un círculo virtuoso en el que todos contribuyen a incrementar los niveles de oxitocina de los demás. En un estudio, se observó que cuando alguien abrazaba a su pareja durante veinte segundos antes de tener que hablar en público, el estrés disminuía.[7]

Además, cuando acariciamos a nuestras mascotas, suben tanto sus niveles de oxitocina como los nuestros; si tienes una mascota, seguro ya lo sabías. A veces pienso que debería pagarles a mis perros por los beneficios terapéuticos que me brindan.

Muchas veces, hablar del tacto toca una fibra sensible (!). En los entornos educativos y en los espacios públicos, existen ciertos códigos de conducta sobre qué tipo de contacto es aceptable y cuál no; estas normas son necesarias para garantizar que nadie traspase los límites de los demás. Sin embargo, el tacto es perfecto para relajar el sistema nervioso en un segundo, y es una pena tener que andar con cuidado cuando tocamos a alguien por si parece que tiene una connotación sexual o que evitemos el contacto platónico con los demás, en especial con las personas que conocemos.

Serenarnos por medio del tacto

Un ritual matutino que disfruto mucho es masajearme el rostro. Adopté el hábito durante la pandemia, cuando no podía acceder a ningún tipo de tratamiento profesional y me di cuenta de lo importante que era para mí ir a la peluquería a hacerme un alisado o arreglarme las uñas. Seguí con esta rutina, porque el sencillo acto de acariciar y suavizar el rostro es muy relajante se mire como se mire: estimula la circulación, lo que es perfecto para la piel y, además, hay algo muy profundo en vernos en el espejo y darle amor a la parte de nosotros que mostramos hacia fuera. El contacto entre las manos y el rostro es intuitivo; voy trazando y acentuando el contorno de los huesos, la línea de la mandíbula, los pómulos y los huesos alrededor de los ojos. Realizo movimientos ascendentes para revertir los efectos de la gravedad.

Las caricias, los masajes y el tacto no solo son buenos para la piel, el tejido conectivo y los músculos, sino que también ayudan a que circulen los fluidos. Al igual que un drenaje, el sistema linfático lleva el líquido del cuerpo a la sangre, lo que es muy beneficioso, ya que traslada glóbulos blancos para combatir las infecciones y elimina los desechos celulares. La linfa necesita de los músculos para desplazarse, por lo que los masajes suaves y el movimiento son muy útiles.

Ejercicio de masaje facial

Prueba este masaje para disfrutar de los beneficios del tacto relajante.

1. Úntate las palmas con un aceite facial que te guste. Presiona las manos sobre el rostro, el cuello y el pecho.
2. Con la mano derecha abierta, acaricia hacia arriba desde la barbilla hasta la oreja izquierda y hacia abajo por el lado izquierdo del cuello, para que el flujo linfático drene hacia abajo. Repite el movimiento tres veces en cada lado.
3. Lleva los tres dedos del medio a cada lado de la base del cuello, justo por encima de las clavículas. Con los dedos apuntando hacia arriba, da tres golpecitos suaves.
4. Cierra los puños y coloca los pulgares por debajo de la línea de la mandíbula a cada lado de la barbilla. Con los pulgares, acaricia

a lo largo de la línea de la mandíbula hasta las orejas mientras masajeas desde las mejillas hasta las orejas con los nudillos. Haz el movimiento con firmeza. Con el pulgar contra el dedo índice, pellizca la línea de la mandíbula y alisa la piel hasta las orejas. Después, vuelve a empezar desde la barbilla.

5. Pasa los nudillos por debajo de los pómulos desde la comisura de la nariz hasta las orejas, como si estuvieras modelando arcilla. Repite el ejercicio unas cuantas veces.
6. Pon los nudillos debajo de los pómulos y no los muevas mientras respiras unas cuantas veces.
7. Abre las manos y usa los dedos del medio para acariciar hacia arriba por el centro de la cara, desde la barbilla hasta las comisuras de la boca, los pliegues alrededor de la nariz, el entrecejo y la línea del cabello.
8. Frota los dos primeros dedos hacia arriba desde la punta externa de una ceja hasta la punta externa de la otra, y luego hasta la línea del cabello. La acción consiste en frotar un par de dedos hacia arriba y luego el siguiente par de dedos hacia arriba desde el lado opuesto, en zigzag, y manteniendo el ritmo para estimular la piel.
9. Haz el mismo movimiento, pero con los dedos paralelos a las cejas. Frota los dedos de la mano izquierda hacia la derecha y hacia atrás, y los dedos de la mano derecha hacia la izquierda y hacia atrás, como si estuvieras poniéndote crema en la frente.
10. Alterna las manos: con la derecha, acaricia la frente de izquierda a derecha y con la izquierda, de derecha a izquierda.
11. Con los dos primeros dedos, alisa la piel desde las ojeras hasta las sienes, siempre yendo hacia arriba. Repite el ejercicio tres veces. Después, con los mismos dedos alisa la piel desde la parte superior de la ceja hasta las sienes.
12. A continuación, alisa la piel con las manos desde la nariz hasta la línea del cabello, siempre hacia fuera.
13. Por último, repite el paso 2, alisando desde la barbilla hasta la oreja y bajando por el cuello, tres veces a cada lado.

Adquirir el hábito de tocarnos la piel con ternura es muy enriquecedor. Estas son solo algunas ideas. Sigue tu intuición: tócate el rostro y observa qué necesitas.

Ejercicio de autoabrazo

1. Siéntate en una silla o túmbate con las rodillas dobladas y la espalda en el suelo.
2. Observa cómo te sientes y de qué partes de tu cuerpo eres consciente. Si te has sentado, es posible que notes los isquiones y los dedos de los pies, que tocan el suelo. Si te has tumbado, seguro que notas la parte posterior de la cabeza y los hombros. ¿O tal vez sientes los hombros tensos y rígidos después de un largo día?
3. Empieza a fijarte en la respiración: observa cómo entra y sale el aire por la nariz. Al inhalar, observa cómo sube el vientre y, al exhalar, cómo baja. Sintonízate con la expansión en la inhalación y la retracción en la exhalación.
4. Date un abrazo cruzando los brazos sobre el pecho: pon la mano derecha sobre el brazo izquierdo y la mano izquierda sobre el brazo derecho. Al exhalar, acaríciate los brazos. Después, quita las manos, colócalas en la parte superior de los brazos y acarícialos. Repite el ejercicio unas cuantas veces, con ternura y delicadeza. Después, cruza los brazos en la otra dirección y empieza de nuevo. Si no puedes cruzar los brazos sobre el pecho, acaricia desde las clavículas hasta la parte inferior del abdomen, con movimientos largos y sentidos. No te apresures: aquí estamos usando el tacto social.
5. Sigue acariciando hasta tranquilizarte y sentirte capaz de continuar con tu día. Este ejercicio me resulta muy útil cuando quiero ver cómo estoy o desconectar del trabajo que he estado haciendo.

Qué has aprendido en este capítulo

- Las interacciones relacionadas con el tacto social, como los abrazos, las caricias en la espalda y otro tipo de contacto no sexual con amigos y familiares, sirven para tranquilizar nuestro sistema nervioso y el de los demás.

- Los abrazos tienen muchos beneficios. Son muy buenos para nuestro bienestar.
- La piel es el sistema nervioso externo. Por eso se irrita cuando se produce un desequilibrio del sistema nervioso. Somos un conjunto complejo de sistemas interrelacionados que alimentan el sistema maestro del cuerpo.

En el próximo capítulo, nos centraremos en el movimiento y en por qué tiene que ver con mucho más que caminar determinado número de pasos al día. Te veo allí.

5

El movimiento

> El cerebro no solo se ocupa del pensamiento, sino también del movimiento. La forma en la que nos movemos influye en cómo pensamos, y la forma en la que pensamos influye en cómo nos movemos. Cuando cambiamos el modo en el que nos movemos, transformamos nuestro modo de pensar.
>
> MOSHÉ FELDENKRAIS, *Autoconciencia por el movimiento*[1]

En la época en la que vivimos, los cuerpos son objeto de un escrutinio y un debate sin precedentes. Se nos anima a llevarlos al límite para alcanzar nuevos hitos personales, a superarnos a nosotros mismos en el gimnasio y a utilizar el ejercicio para esculpir, moldear, castigar, engatusar y controlar. Nos bombardean con imágenes de cuerpos «perfectos», que muchas veces han pasado por el quirófano. Son comunes las frases como «Este año sí o sí me pongo en forma» o «Voy a hacer la operación bikini», donde el mensaje implícito es que ser quienes somos en este momento no es suficiente. A pesar de la llamada a la positividad corporal, seguimos condicionados a no gustarnos.

El cuerpo es un sistema complejo que debe ocuparse de mantener la homeostasis o el equilibrio; sin embargo, muchas de las cosas que hacemos interrumpen ese ritmo natural, por lo que parece que libramos una batalla permanente contra nosotros mismos. Pasamos muchas horas sentados, no dormimos ni descansamos lo suficiente, nos llenamos el día de actividades, tomamos litros y litros de café, comemos alimentos industriales y dejamos que nuestros pobres intestinos intenten descifrar qué tienen dentro.

Como nuestra relación con el cuerpo es muy complicada, somos bastante reticentes a moverlo, a pesar de que estamos diseñados justamente para eso. Seguro que recuerdas cómo era correr por los campos de deporte fríos y embarrados en la escuela, así como la humillación de que eligieran a todos tus compañeros antes que a ti para los equipos. O tal vez pertenezcas al 80 por ciento de los nuevos miembros del gimnasio, que abandonan después de cinco meses. Cuando uno le pregunta a la gente por qué no hace ejercicio, la mayoría arguye que el gimnasio es caro, que han perdido la motivación, que todavía no han visto ningún resultado, que se sienten fuera de lugar o que están muy ocupados. En general, mis clientes responden que no tienen nada que los motive a mover el cuerpo un poco todos los días. En algunos casos, van a todo o nada: tienen períodos de ir a muchas clases en el gimnasio por semana y períodos del más puro sedentarismo, porque siempre surge algo que los hace abandonar: entonces, echan la determinación por la borda y recaen en los viejos hábitos de no cuidarse, trabajar muchas horas, dormir poco y comer mal.

¿Desde cuándo es todo tan complicado? ¿Y cómo podemos escapar del bullicio y volver a las bases, a lo que de verdad importa? Algunos de mis clientes tienen estrés, ansiedad y agotamiento crónicos porque no supieron hacer frente a los factores que los estresaban y porque cuidarse era la última de sus prioridades. Ahora están abatidos y agotados, y suelen adoptar una postura cínica y reaccionaria. Es un círculo vicioso: cuanto menos nos movemos, menos ganas tenemos de movernos. Mi enfoque hace hincapié en el movimiento como vehículo para autorregular nuestras emociones, algo que se ha demostrado una y otra vez. Veamos por qué este método funciona.

¿Por qué nos movemos?

El movimiento está íntimamente ligado al pensamiento desde que los seres humanos nos convertimos en cazadores-recolectores y tuvimos que salir a buscar comida. Nuestros antepasados necesitaban viajar largas distancias, y a menudo perseguían a sus presas hasta agotarlas. Cazar requiere distintas habilidades, como pensar y planificar hacia dónde ir, para lo que hacen falta procesos complejos, como habilidades de comunicación avanzadas y estrategia de grupo. Para seguir las huellas de los animales, es necesario saber identificar patrones, tener conciencia espacial y contar con habilidades de navegación, todas ellas cuestiones que, sumadas a la resistencia aeróbica necesaria para llevar a cabo los procesos cognitivos de los cazadores-recolectores, mejoran las respuestas neuronales al movimiento. En vez de postular que el cerebro humano solo evolucionó para pensar, sería mejor decir que también aprendió a adaptarse al movimiento. La supervivencia de nuestros antepasados dependía de su capacidad de movimiento, ya que de otro modo no tendrían de qué alimentarse. Los cazadores-recolectores cubrían distancias notables; recorrían hasta veinticuatro kilómetros por día para asegurarse el sustento. Todo este movimiento desempeñó un papel crucial en la configuración del cerebro, que evolucionó para que los humanos pudiéramos planificar el camino, coordinarnos con otros y orientarnos.

Los neurotransmisores o mensajeros químicos del cerebro evolucionaron para adaptarse a factores estresantes de larga duración. Cuando estamos estresados, se segregan ciertas sustancias químicas que aumentan la frecuencia cardíaca, ralentizan la digestión y adormecen el dolor. Además, aumentan los niveles de glucosa en el cerebro. Todo esto sirve a corto plazo. En el pasado, estas sustancias químicas resultaban necesarias para caminar durante mucho tiempo y, como nuestros ancestros se desplazaban a pie durante la mayor parte del día, su producción se regulaba sola. Las sustancias químicas se segregaban y metabolizaban a través del movimiento.

El movimiento también es el medio por el que nos conectamos con el entorno. El cerebro evolucionó justamente para eso: nos permite realizar movimientos musculares adaptables y complejos que nos ayudan a relacionarnos con el mundo que nos rodea. Cuando nos acostumbramos a usar un músculo, se fortalece; en caso contrario, se debilita. Lo mismo ocurre con el cerebro. La actividad física es una fuente de estrés bueno para el cerebro: moverse supone un esfuerzo cognitivo, lo que ayuda a mantener la resistencia del cerebro. De hecho, las dos tareas que más recursos cerebrales requieren son movernos y aprender algo nuevo. Ahora bien, si se supone que el cerebro tiene que conservar la energía, ¿para qué movernos?

La respuesta es que el movimiento a corto plazo transforma la química del cerebro y nos llena de esperanza y energía. Hacer actividad física de forma regular y mantenida en el tiempo modifica la estructura y la capacidad del cerebro, lo que nos ayuda a ser más resilientes al estrés y más optimistas.

Este fenómeno se produce porque cuando contraemos los músculos de forma regular y continua, se liberan sustancias químicas hacia el torrente sanguíneo, lo que reduce la inflamación, mejora la salud inmunológica y cardiovascular, regula el azúcar en sangre e incluso elimina las células malformadas, como las células cancerosas. Algunas sustancias químicas liberadas cuando contraemos los músculos atraviesan la barrera hematoencefálica y sirven de antidepresivo, lo que quiere decir que mover el cuerpo sirve para levantar el ánimo.

En un estudio reciente, se detectó que las partes del área del cerebro involucradas en el control del movimiento están conectadas con ciertas redes que se ocupan del pensamiento y la planificación.[2] También controlan la presión arterial y la frecuencia cardíaca, entre otras cuestiones. En otras palabras, los resultados subrayan que existe un vínculo entre la parte del cerebro centrada en alcanzar objetivos y el área que controla el ritmo cardíaco y la respiración. La respiración es como un control remoto que nos permite «bajarle el volumen» al cerebro y al sistema nervioso cuando están sobreestimulados. Ese estudio demuestra que existe un puente real entre el cuerpo y la mente en la estructura del cerebro.

Los seres humanos modernos se enfrentan a diferentes fuentes de estrés, pero la respuesta biológica al estrés sigue siendo la misma. Nuestros genes no han cambiado mucho en los últimos diez mil años, aunque ahora llevamos un estilo de vida muy diferente: podemos pedir comida desde el sillón, por lo que ni siquiera hace falta comprar ingredientes para cocinar, nos pasamos la mayor parte del día sentados y casi todo nuestro tiempo libre viendo películas, comiendo y bebiendo, contratamos a alguien para que se encargue de las tareas domésticas y hasta vamos en coche al gimnasio. En esta rutina, no hay lugar para el movimiento. Estamos diseñados para movernos, pero la modernidad nos hace permanecer quietos.

¿Qué ocurre, entonces, cuando experimentamos microestreses a lo largo del día y no hacemos nada para resolverlos? Las sustancias químicas se acumulan en el cuerpo y, con el tiempo, producen neuroinflamación. Si no liberamos el estrés, el propio sistema biológico pensado para combatirlo acabará matándonos poco a poco. No es lo mismo que algo nos estrese en el momento que acumular estrés residual en el cuerpo. El estrés es una respuesta física y emocional ante un desafío o amenaza. Existen varios disparadores, desde una molestia menor hasta un suceso importante. Cuando nos enfrentamos a una amenaza percibida o a una situación exigente, el cuerpo activa una respuesta fisiológica conocida como respuesta de «lucha-huida-parálisis». Este mecanismo innato de supervivencia, perfeccionado a lo largo de milenios de evolución humana, nos prepara para responder al peligro de tres maneras básicas: luchando, huyendo o paralizándonos. Los factores estresantes son los eventos o situaciones que causan el estrés. Pueden ser externos, como quedarse sin trabajo o tener un accidente automovilístico, o internos, como preocuparse por dinero o cuestiones de salud.

A veces, permanecemos estresados mucho tiempo o desarrollamos estrés crónico; esto ocurre cuando nos exponemos a los mismos factores estresantes una y otra vez o cuando no nos tomamos el tiempo necesario para recuperarnos del estrés. El estrés crónico repercute de forma negativa en la salud física y mental.

Ante el estrés, el sistema nervioso se acelera. El sistema nervioso simpático entra en acción, por lo que aumentan el ritmo cardíaco, la frecuencia respiratoria y la presión arterial, a fin de que estemos listos para luchar o huir. El sistema nervioso parasimpático, que nos ayuda a calmarnos y a que el cuerpo vuelva a la normalidad, también se activa, pero en menor medida.

En casos de estrés crónico el sistema nervioso simpático, responsable de la respuesta de lucha-huida-parálisis, se vuelve hiperactivo, lo que puede ocasionar distintos problemas de salud, como:

- enfermedades cardíacas
- presión alta
- diabetes
- accidentes cerebrovasculares
- depresión
- ansiedad
- problemas para dormir
- aumento de peso
- problemas de memoria
- problemas intestinales

Muchos de mis clientes tienen estos problemas. A menudo, me comentan que están nerviosos todo el tiempo y que no pueden relajarse. También es común que tengan dificultades para vincularse con los demás, que se sientan desconectados y que les cueste concentrarse y tomar decisiones.

Como sociedad, subestimamos la importancia del movimiento. Nos han vendido la visión reduccionista de que solo sirve para perder peso, pero el movimiento es inseparable de nuestra biología humana. Movernos menos va en detrimento de nuestra capacidad cognitiva.

Movimiento y estado de ánimo

¿Cuál es el efecto del ejercicio en el cerebro?

Si alguna vez has salido a correr, has dado un paseo largo o has nadado en agua fría, ya conoces la euforia que produce el ejercicio. Sin embargo, la actividad física no solo produce endorfinas. En un estudio, se observó que las personas que hacían cuarenta y cinco minutos de actividad física de tres a cinco veces por semana tenían menos días de mala salud mental que aquellos que no hacían ejercicio.[3]

El estudio tuvo en cuenta todo tipo de actividad física, desde cuidar de los hijos, realizar las tareas domésticas, podar el césped y pescar hasta montar en bicicleta, ir al gimnasio, correr y esquiar.

Sobre la base de los testimonios de los sujetos del estudio, se encontró una correlación entre todos los tipos de ejercicio y una mejor salud mental. Si bien quienes hacían ciclismo o ejercicio aeróbico o iban al gimnasio presentaron una menor carga mental, se detectó que los deportes de equipo eran la actividad que mejor promovía la salud mental. Socializar nos vuelve más resistentes al estrés, por lo que hacer ejercicio con otros resulta particularmente efectivo.

El estudio concluyó que la salud mental de quienes hacen ejercicio es un 40 por ciento mejor que la de quienes no realizan actividad física, una diferencia mucho mayor que la que existe entre las personas con un peso saludable y las personas con obesidad.

El movimiento tiene un efecto directo sobre las sustancias químicas que el cerebro utiliza para comunicarse, como la dopamina, que afecta al estado de ánimo, la motivación, el bienestar y la atención. Cuando hacemos ejercicio, se libera más dopamina, que almacenamos en el cerebro. También se produce un aumento de la serotonina, que tiene que ver con el estado de ánimo, el control de los impulsos y la autoestima. Esta hormona contrarresta el cortisol, por lo que ayuda a mantener los niveles de estrés bajo control y, además, favorece el aprendizaje.

El ejercicio regula una proteína del cerebro denominada «factor neurotrófico derivado del cerebro» (FNDC), que promueve la salud neuronal y la sinapsis. Se ha demostrado que, en los ratones, la FNDC mejora las habilidades mentales y protege contra la ansiedad y la depresión; se cree que desempeña un papel similar en los humanos. En un estudio realizado en Estados Unidos, un distrito escolar mejoró el estado físico y el rendimiento académico de los estudiantes al hacer que las clases de educación física fueran más divertidas, pero también más rigurosas.[4] Después de que se implementara una clase de educación física más larga de lo habitual antes de las clases todos los días para los estudiantes con déficit de alfabetización, el distrito pasó de ser de los peores puntuados a obtener mejores resultados en ciencias y matemáticas que los demás distritos escolares.

El ejercicio estimula el nacimiento de nuevas células cerebrales, lo que fomenta la plasticidad: por eso, el estado físico tiene mucho que ver con la capacidad de aprender. La actividad física también reduce los niveles de inflamación en la sangre, lo que se ha demostrado que ayuda a reducir los trastornos del estado de ánimo, mejorar la salud cardíaca y controlar el estrés emocional y físico.

El ejercicio hace bien tanto al cuerpo como a la mente; de hecho, promueve la salud del cerebro a medida que envejecemos.[5] Los adultos mayores sanos que son físicamente activos tienen un 40 por ciento menos de probabilidades de desarrollar alzhéimer. Además, el ejercicio ayuda a ralentizar el avance de la enfermedad. El ejercicio aeróbico regula todas las funciones corporales y promueve la segregación de FNDC, que permite una sinapsis más rápida y ayuda al cerebro a concentrarse, prestar atención y retener información. También se ha demostrado que nos protege contra las enfermedades cardíacas y pulmonares, el cáncer, el TDAH, la depresión, la ansiedad, la adicción y la depresión. Además del alzhéimer, la actividad física sirve para prevenir, aliviar y ralentizar la demencia y el párkinson.

Lo vi con mis propios ojos en mis clientes mayores con párkinson. Si no hacen suficiente actividad física, se los ve lentos y achacosos, pero si adoptan el hábito de moverse todos los días, están más despiertos, se los nota capaces de hacer frente a los desafíos y presentan menos temblores. Descubrí que si logro que hagan ejercicios de respiración 6 y 6 (página 96) mientras se mueven, los temblores disminuyen y el equilibrio mejora. Cuando el sistema nervioso está equilibrado, todo el cuerpo funciona mejor. Los eventos estresantes y los que percibimos como tales alteran el equilibrio, dado que el sistema nervioso se adapta y destina menos recursos a los procesos que no le sirven en ese momento.

CASO PRÁCTICO: ELLEN

Ellen vino a verme porque su salud estaba cada vez peor. Tenía sobrepeso y, en los últimos años, había experimentado un problema de salud tras otro.

Tenía ataques de pánico, agorafobia, mal humor, asma, insomnio, colesterol alto, presión arterial alta, diabetes y síndrome del intestino irritable. Como me contó más adelante, sus padres habían muerto en un accidente automovilístico cuando ella tenía dieciséis años y ella había quedado a cargo de sus cuatro hermanos pequeños. Cocinaba, limpiaba y los llevaba y traía de la escuela. Se aseguraba de que hicieran los deberes y no se metieran en problemas. Su tía vivía en la misma manzana, pero Ellen se ocupaba de casi todo.

Al terminar la secundaria, estudió enfermería. Estaba acostumbrada a ponerse al servicio de los demás, ya que había hecho eso desde siempre y entendía que, como era la única mujer de la familia, le tocaba asumir las tareas de cuidado. En consecuencia, había relegado el cuidado de su propia salud. Lo primero que hice fue enseñarle a respirar con tranquilidad y pedirle que fuera observando cómo reaccionaba su cuerpo; el mismo cuerpo que había sido fuente de tanto dolor y ansiedad que había anulado las sensaciones físicas. Con el tiempo, Ellen aprendió a respirar más hondo y llenar los pulmones, lo que la ayudó a sentirse más tranquila y segura.

La animé a hacer ejercicios de respiración en el jardín a primera hora de la mañana para que los ojos sintieran la luz del día y se restableciera su ritmo circadiano. Gracias a este hábito, logró calmarse y sentirse empoderada para cambiar sus sentimientos. Con el tiempo y con la ayuda de su marido, trazó una ruta para salir a caminar justo después de levantarse, al tiempo que hacía los ejercicios de respiración. El movimiento diario mejoró su estado de ánimo, lo que fue muy empoderador para alguien acostumbrado a reprimir sus sentimientos. Además, durante las sesiones exploramos los patrones habituales de movimiento que habían influido en su autoestima.

Ahora, Ellen cuenta con estrategias concretas para tranquilizar la mente y el cuerpo y para volver a conciliar el sueño cuando se despierta en medio de la noche preocupada por su familia. Ya no necesita uno de sus inhaladores para el asma, ha eliminado los alimentos procesados de su dieta y ha aprendido a rodar por el suelo cada vez que sus sentimientos la abruman. Poco a poco, está desarmando su antiguo entramado de hábitos e ideas sobre sí misma: que la vida es difícil, que no hay tiempo para los sentimientos, que hay que seguir adelante, que todos los demás dependen de ella. Paso a paso, se va sacando estas ideas de encima. De todo su ser, cuerpo y mente.

¿Qué es el estrés?

El estrés es un aspecto ineludible de la vida. Es la respuesta natural del cuerpo ante una exigencia o amenaza percibida. Existen dos grandes tipos de estrés: el estrés agudo y el estrés crónico.

El estrés agudo, relacionado con el sistema simpático-suprarrenal (SSR) es una respuesta corta e inmediata a un factor estresante abrupto e imprevisto, como una entrevista de trabajo o tener que hablar en público. En esencia, el cuerpo libera hormonas como la adrenalina y la noradrenalina, que elevan la frecuencia cardíaca, el ritmo respiratorio y la presión arterial. De esta manera, el cuerpo se prepara para luchar, huir o paralizarse.

Por otro lado, el estrés crónico, vinculado con el eje hipotálamo-hipofisario-suprarrenal (eje HHS), es una reacción prolongada a un factor estresante persistente, como un trabajo exigente o una situación económica complicada. Aquí, el cuerpo segrega hormonas como el cortisol, que, cuando no se procesa, puede ocasionar problemas de salud, como presión arterial alta, enfermedades cardíacas, obesidad y depresión.

No todo estrés es malo: el estrés agudo puede ser beneficioso en ciertas circunstancias, como cuando produce la descarga de adrenalina necesaria para escapar de una situación peligrosa. No obstante, el estrés crónico puede tener consecuencias graves para la salud. Un buen parámetro es pensar si el estrés nos ayuda a crecer como personas o no. Así, nos embarcaremos en actividades poco placenteras a corto plazo pero que nos generen beneficios a futuro y nos alejaremos de todo aquello que nos drene la energía.

El estrés a corto plazo no siempre es malo.[6] En un estudio donde se hizo un seguimiento de treinta mil adultos durante diez años, a quienes se les preguntaba hasta qué punto era estresante su vida y si creían que el estrés era perjudicial para su salud, el grupo de personas que tenían una vida estresante y estaban convencidas de que eso era malo para ellas tuvo una tasa de mortalidad (por cualquier causa) un 43 por ciento mayor durante los diez años siguientes.[7] En cambio, la tasa de mortalidad fue mucho menor entre quienes llevaban una vida estresante pero no creían que el estrés fuera malo para ellos. Al contrario de lo que suele decirse, el estrés no siempre es un factor de riesgo. El estrés es el cuerpo preparándose para un gasto metabólico significativo que puede producirse o no.

Para evitar consecuencias indeseables, también podemos entender el estrés como un superpoder que nos hace sentir más valientes, resilientes y dispuestos a aceptar la ayuda de los demás.

En un estudio realizado en la Universidad de Harvard, antes de un examen se le explicó a un grupo de estudiantes que las sensaciones que experimentaban los ayudaban a tener un mejor rendimiento:[8] el corazón les latía más rápido para prepararlos para la acción y la respiración se aceleraba para llevar más oxígeno al cerebro. Al saber qué respuesta fisiológica les era de utilidad, los participantes se sintieron más seguros y menos estresados. Ante el estrés, los vasos sanguíneos se contraen, lo que puede provocar enfermedades cardíacas. Sin embargo, no se detectó ninguna alteración de los vasos sanguíneos de los estudiantes que entendían que lo que sentían los ayudaría a aprobar el examen.

La ansiedad produce una respuesta fisiológica muy similar a la de cuando algo nos emociona. Por eso, en vez de pensar que se nos acelera el corazón porque estamos abrumados, ¿por qué no indagar en la causa de esos rápidos latidos? ¿Por qué no pensar que están ahí para darnos el valor y la confianza necesarios para llevar a cabo la tarea que tenemos entre manos?

Además, el estrés nos hace buscar ayuda y apoyo. La oxitocina, el neuroquímico que afina los instintos sociales del cerebro, también se conoce como la «hormona del abrazo» y se libera con el contacto físico. Es una hormona del estrés que nos urge a pedir ayuda, a decirle a alguien cómo nos sentimos en vez de reprimir nuestros sentimientos. Esta respuesta al estrés nos impulsa a rodearnos de personas que se preocupan por nosotros, a anhelar el contacto físico y a ser más empáticos.

En el estrés, que aparece cuando algo que nos importa está en juego, intervienen la fisiología, los sentimientos, las emociones, los pensamientos, las acciones y los comportamientos. Las hormonas que circulan por el cuerpo nos empujan a acercarnos a los demás o a sentir ira e indignación. No todos estos instintos son útiles, por lo que es clave conocerlos para decidir qué necesitamos.

La mejor respuesta ante el estrés es el movimiento, que nos permite liberar la carga emocional y física generada por los factores estresantes. Como el cerebro evolucionó para ser capaz de realizar movimientos complejos, mover el cuerpo nos ayuda a liberar el estrés. Los componentes del ciclo del estrés son:

- causa del estrés
- respuesta fisiológica al estrés
- remanente del estrés
- acción adecuada: movernos para recuperarnos y descansar.

Es importante diferenciar entre las causas del estrés y sus efectos persistentes en nuestra salud, es decir, su remanente. Entre ambos, está la respuesta fisiológica al estrés.

Veámoslo un poco más en detalle. La causa del estrés puede ser tener un jefe exigente que nunca está contento con nuestro trabajo y nos critica delante de nuestros compañeros, o una pareja irritable que trabaja a todas horas y está siempre de mal humor. También puede ser que nuestra madre no pare de preguntarnos cuándo vamos a casarnos, tener hijos o dejar al vago de nuestro novio. La causa del estrés puede ser algo más grande, como la estructura social que atenta contra los derechos humanos y socava nuestra esperanza, como el racismo o la misoginia a los que nos enfrentamos a diario. Por otra parte, el remanente del estrés es el efecto persistente de las causas del estrés en el cerebro y el cuerpo. El estrés surgió durante la evolución: es una respuesta adaptativa que nos permite mantenernos a salvo, luchar, paralizarnos o huir. Esta teoría, denominada «síndrome general de adaptación», fue desarrollada por Hans Selye,[9] un endocrinólogo canadiense, y postula que el sistema nervioso siempre reacciona al estrés de la misma manera, independientemente de cuál sea el factor estresante.

En el pasado, existían muchas amenazas para la supervivencia de los humanos, como los depredadores, el hambre y las enfermedades. Estas amenazas desencadenaban la respuesta de lucha-huida-parálisis, una reacción fisiológica compleja que prepara al cuerpo para reaccionar ante el peligro. Cuando se activa el sistema nervioso simpático, el cuerpo libera hormonas como la adrenalina y el cortisol, que preparan al cuerpo para la acción al aumentar la frecuencia cardíaca, el ritmo respiratorio y la presión arterial. Además, hacen que los músculos se tensen y que los sentidos estén más alerta.

La respuesta de lucha-huida-parálisis es una forma muy eficaz de hacer frente a las amenazas inmediatas, pero resulta perjudicial cuando se activa frente a factores estresantes no amenazantes, como recibir una queja por correo electrónico o quedarnos atrapados en un atasco. Según Selye, la respuesta del cuerpo al estrés pasa por tres etapas:

- **Alarma:** en la etapa inicial, el cuerpo libera hormonas como la adrenalina y el cortisol.
- **Resistencia:** en la segunda etapa, el cuerpo intenta adaptarse al factor estresante.

- **Agotamiento:** en la tercera etapa de la respuesta al estrés, los recursos del cuerpo se agotan, por lo que ya no se puede hacer frente al factor estresante.

Si no se elimina el factor estresante, el cuerpo entra en un estado de agotamiento permanente que puede conducir a distintos problemas de salud, como la presión arterial alta, las enfermedades cardíacas y la ansiedad.

Hace muchos años, la causa del estrés podría haber sido un tigre dientes de sable. Apenas viéramos o escucháramos al tigre, el cerebro desencadenaría una serie de respuestas neurológicas y químicas que activarían las respuestas fisiológicas necesarias para intentar sobrevivir. Así, el corazón latería más rápido y aumentaría la presión arterial, llegaría más sangre a los músculos para impulsarnos a la acción, los músculos se tensarían, nos volveríamos insensibles al dolor, las pupilas se dilatarían para concentrarse en el peligro inmediato y se llevaría menos sangre a los sistemas digestivo, reproductivo y de reparación, ya que los únicos sistemas necesarios en ese momento serían los que nos sacaran del peligro inmediato. Nos urgiría buscar ayuda.

No habría muchas opciones: correr hacia un lugar seguro, intentar luchar contra el tigre o paralizarnos y rezar para que el tigre no nos viera. El tigre podría distraerse con alguna otra cosa que se moviera, lo que nos permitiría huir cuando fuera seguro.

Si lográramos escapar y regresar a la comunidad, los demás nos protegerían. Rodeados de apoyo, empezaríamos a liberar el remanente de estrés que tendríamos en el cuerpo. Nos abrazarían, contaríamos lo que nos ocurrió y después harían un banquete en nuestro honor. Nos iríamos a dormir tranquilos, sabiendo que sobrevivimos a otro día.

Así completamos el circuito del estrés, que comienza con la respuesta ante el factor estresante y termina con la liberación necesaria del remanente de las sustancias químicas que nos quedan en el cuerpo y el cerebro. En el ejemplo anterior, la liberación se produce al correr y regresar al hogar seguro para compartir la experiencia con la comunidad y descargarnos gracias al apoyo, el contacto físico, el consuelo que nos brindan y la seguridad que nos hacen sentir.

La respuesta biológica al estrés está diseñada para alejarnos del peligro y buscar el apoyo de los demás. Estamos hechos para el estrés a corto plazo, que mantiene el cerebro y el cuerpo en forma, nos motiva a perseguir nuestras metas, nos impulsa a la acción para buscar a la comunidad y nos da el empujón necesario para vivir nuevas experiencias y crecer como personas.

Cuando se elimina la causa del estrés, el sistema nervioso parasimpático comienza a inhibir la respuesta al estrés. Algunas actividades nos ayudan a tranquilizarnos más rápido, como salir a caminar, bailar al ritmo de la música o que un amigo nos abrace y reconforte. También podemos acudir a distintas técnicas somáticas, como mover todo el cuerpo mientras golpeamos el esternón con los dedos. Al final del capítulo, veremos algunos de estos ejercicios.

En circunstancias normales, una vez que desaparece la causa del estrés, las sustancias químicas liberadas disminuyen, el ritmo cardíaco y la presión arterial se normalizan y los músculos liberan la tensión. El cuerpo comienza a recuperarse.

Por el contrario, el estrés a largo plazo no es nada saludable. La adrenalina nos da la energía y la fuerza necesarias para la respuesta de lucha-huida-parálisis, pero cuando no liberamos el estrés este neuroquímico eleva la presión arterial y estrecha los vasos sanguíneos durante mucho tiempo, lo que puede provocar enfermedades cardíacas y accidentes cerebrovasculares.

El cortisol produce más azúcar para que tengamos más energía para huir o para luchar, pero un exceso de cortisol en el sistema provoca una respuesta inflamatoria que conduce a la depresión o incluso a la osteoporosis. ¿Por qué? El cortisol inhibe la producción de nuevas células óseas y aumenta la actividad de las células que descomponen los huesos, lo que puede ocasionar una pérdida de densidad ósea. Además, el cortisol hace que los huesos sean más porosos y menos densos, ergo, más débiles. También forma grasa alrededor del vientre, lo que aumenta el riesgo de contraer enfermedades cardíacas. El estrés crónico suprime el sistema inmunológico. Poco a poco, merma el tamaño de los telómeros, los escudos protectores de los cromosomas. Se cree que el acortamiento de los telómeros está muy relacionado con el envejecimiento.

En el mundo moderno, las causas del estrés son muy diferentes de los escenarios de lucha, parálisis o huida que describimos. Ya no se limitan al corto plazo, sino que suelen ser frecuentes y acumulativas. Bastan apenas cinco minutos para que distintas cuestiones nos estresen: recibir un correo electrónico con malas noticias sobre el trabajo, ver en las noticias que un desastre humanitario azota al mundo entero, darnos cuenta de que hemos superado el límite en la tarjeta de crédito. Solos en casa frente al portátil, absorbemos más y más factores estresantes durante el día y no hacemos nada para enfrentarnos a ellos. Lo que leemos e internalizamos nos produce una punzada en el estómago, nos hace contener la respiración, tensar el cuello y apretar la mandíbula. Nos quedamos en ese estado de tensión durante el resto del día, recibiendo una ola de estrés tras otra, cuyos efectos se propagan por el cuerpo. Como resultado, aumentan los niveles de estrés.

Espero que haber entendido lo crucial que es el movimiento para vivir nuestra humanidad plenamente te motive a mover más el cuerpo. No me refiero solo a hacer actividad física en sentido estricto, sino a incorporar movimientos regulares a tu rutina para resolver las microtensiones. El movimiento metaboliza los sentimientos intensos que se acumulan en el cuerpo y el cerebro, que necesitamos liberar. Hay que aspirar a forjar el hábito de movernos todos los días e incorporar la mayor cantidad de movimientos posibles, sin limitarnos a un tipo de ejercicio. En mi caso, prefiero hablar de «movimiento» y no de «ejercicio», que remite a una tarea por hacer. Moverse puede ser bailar en la cocina, saltar a la comba o hacer algo tan sencillo como salir a caminar. Hay muchas actividades de las que disfruto, por lo que voy variando todos los días: sacar a pasear a los perros, saltar en un minitrampolín, levantar pesas, hacer yoga o *gyrokinesis* (donde la idea es realizar movimientos en espiral), hacer entrenamiento de resistencia progresiva, rodar por el suelo, poner música y bailar, patinar y boxear. Elijo el tipo de movimiento según cómo me sienta y cuánta energía tenga ese día. Si estoy con poca energía, corto la jornada laboral con algún movimiento somático en el suelo o salgo a caminar para relajar los ojos, que han estado mirando un punto fijo durante mucho tiempo, y descansar el cerebro.

Cuanto más te muevas y notes el cambio de tu estado emocional y físico, más hábitos positivos formarás que te motivarán a moverte todos los días. Y, lo más importante, ¡empezarás a sentirte bien!

Ejercicio: hacer temblar el cuerpo

Temblar es una respuesta natural del cuerpo para salir de un estado fijo, que podría producirse por una mala noticia, un *shock*, un susto o haber estado en una misma posición durante mucho tiempo. Si tienes un perro, lo habrás visto temblar cuando se emociona o se aterroriza: de este modo, el cuerpo libera varias sustancias químicas que lo preparan para la acción. Temblar les permite estabilizarse, y nosotros podemos hacer lo mismo.

En el capítulo 1, expliqué una versión de este ejercicio que se hace tumbado y que denomino «balanceo restaurativo» (página 45). Ahora, veamos cómo hacerlo de pie.

1. Ponte de pie con los pies separados a la altura de las caderas y los brazos a los lados.
2. Dobla levemente las rodillas y presiona los pies contra el suelo.
3. Sube y baja los omóplatos hacia las orejas y hacia abajo como si estuvieras encogiendo los hombros hacia arriba y hacia abajo, primero despacio y después acelerando el ritmo poco a poco.
4. Deja que el movimiento fluya hacia la pelvis y las piernas. Sin despegar los pies del suelo, haz como si rebotaras despacio sobre un trampolín.
5. Encuentra un ritmo cómodo y deja que el movimiento fluya, como si fueras un trozo de gelatina. No fuerces el movimiento; disfrútalo.

6. Cuando hayas encontrado un buen ritmo, poco a poco rota el pecho, la parte superior del cuerpo y los brazos de un lado a otro. La cabeza seguirá el movimiento. El giro va desde el vientre hacia arriba, por lo que la pelvis se moverá. No la trabes. La idea es girar la parte superior del cuerpo mientras te mueves.
7. Cuando hago este ejercicio, suelo poner una canción (me gusta el R&B) y me muevo hasta que termina. Deja de moverte poco a poco y observa qué sientes: ¿notas algún hormigueo en los dedos? ¿Los brazos cuelgan sin esfuerzo? ¿Se ha apaciguado el bullicio que tenías en la cabeza?

Qué has aprendido en este capítulo

- Los seres humanos estamos diseñados para movernos. La mejor manera de ejercitar el cerebro es moviéndonos. En la estructura del cerebro, el cuerpo y la mente están relacionados, por lo que el movimiento, el pensamiento, la planificación y el control de las funciones corporales involuntarias están interconectados.
- El sistema nervioso, incluido el cerebro, evolucionó para que pudiéramos sentir e interactuar con nuestro entorno mediante el movimiento.
- El movimiento mejora el estado de ánimo, sirve para combatir la ansiedad y la depresión y reduce el riesgo de desarrollar enfermedades cerebrales al envejecer.
- El movimiento puede deshacer el daño que ocasiona el estrés, ya que los micromovimientos ayudan a eliminar los residuos químicos del cuerpo y el cerebro, y así el remanente del estrés desaparece.
- Es importante incorporar más movimiento a nuestro día a día: permanecer de pie en vez de sentarnos, ir a hacer la compra en bicicleta, subir y bajar las escaleras, juntarnos con amigos para charlar mientras caminamos.
- Para mejorar el ánimo, ¡tenemos que movernos!

Ahora, es momento de dejar de lado el libro y salir a caminar sin más ocupación que asimilar lo que acabas de leer. En el siguiente capítulo, nos detendremos en el descanso y veremos por qué es necesario para vivir una vida plena.

6

El descanso

> Todo el mundo se merece un día donde no haya que confrontar problemas ni buscar soluciones. Todos necesitamos alejarnos de las preocupaciones que se niegan a alejarse de nosotros.
>
> MAYA ANGELOU, *Carta a mi hija*[1]

Cuando empecé a hacer yoga, siempre me iba de clase antes del momento final en el que hay que recostarse en el suelo sin hacer nada, lo que se conoce como *savasana* o «postura del cadáver». Me parecía un desperdicio de tiempo que podía aprovechar en alguna tarea más productiva.

Siempre fui de valorar el esfuerzo: después de todo, soy hija de inmigrantes del sur de Asia. Mis padres trabajaban mucho y me inculcaron esa ética. Al no tener parientes en el país, no contaban con una red de apoyo, lo que les impedía dejar de trabajar incluso si había algún problema. Mi primer trabajo fue de peluquera, a los catorce años, y desde entonces siempre gané mi propio dinero. Nunca dejé de trabajar.

El trabajo se ha vuelto algo tan central para nuestra identidad que muchas personas se sienten muy perdidas cuando están sin trabajo. Durante la pandemia, cuando todos tuvimos que abandonar nuestra rutina, nos enfrentamos por primera vez a las preguntas de quiénes somos y qué hacemos además de trabajar. Entre mis clientes, a los hombres mayores se les hizo muy difícil quedarse en casa, ya que sentían que ese espacio pertenecía a sus mujeres. Las mujeres profesionales que se habían pasado años ocupadas ya no tenían que ir al trabajo y, una vez que se acostumbraron al ritmo de las clases virtuales de sus hijos, descubrieron que el día tenía más horas que podían dedicar a hacer yoga o disfrutar en familia de forma espontánea. Aunque muchas mujeres se quejaron de pasarse el día llevándoles tentempiés a los demás, sé de muchas parejas que comenzaron a distribuirse las tareas, ya que se hizo evidente que la madre se había estado ocupando de todas las labores domésticas.

A muchas personas la pandemia las ayudó a caer en la cuenta de lo demandantes y agotadoras que eran sus vidas. Por supuesto, todos sentíamos mucho miedo y ansiedad porque desconocíamos qué nos depararía el futuro a nosotros, a nuestros seres queridos y a la sociedad en general, pero la pandemia nos dio la oportunidad de imaginar un futuro diferente. Cuando nos pasamos el día yendo de un lugar a otro, trabajando y ocupándonos de los quehaceres, no nos queda espacio mental para pensar cómo queremos vivir las distintas etapas de nuestra vida.

En la mayoría de los casos, definimos quiénes queremos ser cuando estamos en el colegio y enseguida salimos corriendo a toda velocidad a perseguir ese objetivo. Mis padres albergaban el mismo anhelo que tantos otros padres asiáticos de tener un hijo médico o abogado, dos profesiones en las que se cree que nunca faltará el trabajo y que conllevan un gran prestigio. Algunos de mis clientes cumplieron con el mandato familiar: desposaron a la persona con quienes se les animó a casarse, tuvieron el número requerido de hijos y desarrollaron una carrera prometedora. Sin embargo, al llegar a la mediana edad, se dieron cuenta de que habían vivido su vida para los demás. La mayoría de nosotros no tenemos pausas para reflexionar sobre si todavía queremos seguir el camino que alguna vez trazamos. Sin espacio para la introspección, ¿cómo evaluar dónde estamos y hacia dónde queremos ir? ¿Cómo cambiar de rumbo a medida que mutan nuestros valores y sueños? El descanso es igual de importante que la acción.

En la cultura en la que vivimos, el descanso es un concepto foráneo. Trabajamos sin parar hasta desfallecer. Algunas de mis amigas que son madres viven a un ritmo desenfrenado, haciendo malabares para cumplir con horarios imposibles y, pese a tener las mejores intenciones, fomentan que sus hijos repitan el mismo patrón. Sin descansar nunca, se ocupan de criar a sus hijos y de entretenerlos, y también asumen las tareas de apoyo emocional. Sumado a este trabajo extra agotador, también tienen que lidiar con el estrés de su propio trabajo. ¿Cómo se hace para cumplir con todo y hacerlo todo el tiempo durante toda la vida? Como esto es imposible, hay que renunciar a algo, y lo que solemos dejar de lado es la salud física y mental.

CASO PRÁCTICO: NICOLA

Nicola vino a verme por recomendación de su terapeuta. Se sentía estancada tanto a nivel físico como emocional. Sus problemas de fertilidad, preocupaciones económicas y dinámicas familiares complejas eran una fuente constante de dolor emocional. Al igual que muchas otras mujeres que tienen que compatibilizar su carrera profesional con la vida familiar, estaba agotada y se había topado contra un muro que no lograba derribar pese a tener incorporados una serie de hábitos saludables como comer bien, hacer ejercicio de forma regular y dormir ocho horas al día.

Se daba cuenta de que, además de estar agotada, no era feliz. Su estilo de vida la abrumaba y abatía; me explicó que se sentía desconectada de sí misma. Vivía acelerada, lidiando con todas las cosas que surgían, sin tiempo para pensar, hacer una pausa o reflexionar. No paraba nunca.

Su mirada estaba llena de esperanza y quedaba claro que estaba haciendo todo lo posible, pero sus estrategias no le daban resultados. Su postura (los hombros caídos, el cuerpo retraído) delataba falta de seguridad y hacía que su respiración fuera superficial.

Comenzamos incorporando movimientos sutiles que despertaran su interés por su estado actual. Cuando se recostaba en el suelo, a menudo sentía alivio por no tener que hacer nada más. El agotamiento se le manifestaba en el pecho hundido y el miedo al futuro se le alojaba en el vientre, que se retorcía de ansiedad.

Durante doce semanas, fuimos soltando todas estas tensiones para dejar de obstruir la respiración. Con alegría, Nicola descubrió cómo realizar el difícil ejercicio que yo le proponía: trazar con un pie la silueta del otro. Cuanto más nos doblamos, balanceamos y aflojamos, más fácil resulta. Al ir resolviendo estas cuestiones, Nicola tuvo confianza para probar cosas nuevas. Aprendió a descansar, a lidiar con los sentimientos a medida que surgían y a serenarse antes de entablar diálogos constructivos con su pareja. Volvió a conectar con las cosas de la vida que la hacían feliz y se sintió segura para hacerse cargo de su relación y atender a sus necesidades, en lugar de intentar evitar confrontaciones a toda costa. Se sentía más fuerte y capaz de pensar con claridad.

Ahora, Nicola camina con la cabeza erguida y adopta la postura que necesita en cada momento. Está haciendo cosas que le parecían un sueño lejano, como inscribirse en un curso de escritura creativa. Hace planes que expanden su idea de sí misma al margen del trabajo y la familia. Esto le dio autonomía como persona y le permitió reconocer sus necesidades personales. Incorporó distintos ejercicios a su rutina que la ayudan a contrarrestar las microtensiones que experimenta durante el día, lo que la ayuda a descansar, recalibrar y restaurar el sistema nervioso. Se dio cuenta de que no estaba destinando energía a mejorar su vida, sino que se había rendido a los pies del altar sacrificio, lo que es la maternidad moderna. Un cerebro agotado es incapaz de tomar decisiones lúcidas. Dejarnos de lado y priorizar siempre a los demás no es una estrategia sostenible en el tiempo.

Descansar y observar

Las mujeres asumimos muchos roles: colega, compañera, madre, hija, hermana. Como estamos tan ocupadas y tenemos que hacernos cargo de tantas cosas, constantemente chocamos contra una pared al darnos cuenta de que no podemos hacerlo todo. La idea de que hay que tenerlo todo es una tergiversación del movimiento feminista de los setenta, que postulaba que para lograr una igualdad de género plena, la emancipación tenía que incluir el cuidado de los niños, el aborto legal y la igualdad salarial. El feminismo fue absorbido por las revistas de autoayuda y estilo de vida, donde pasó de ser un enfoque colectivo a una política individual. Estas revistas enseñaban a las mujeres a tener una vida perfecta y les recomendaban qué comprar y cómo vestirse para alcanzar ese objetivo. Así nació el mito de la supermujer de tacones altos y cabello impecable, con un maletín en una mano y un bebé en el otro brazo.

Sin embargo, quien mucho abarca poco aprieta. En un panorama ideal, tendríamos tiempo para pasar sin problemas de un rol a otro. En el medio, descansaríamos de una actividad y nos prepararíamos para la siguiente. Ese momento de transición es igual de importante que la actividad en sí: necesitamos pequeños rituales que indiquen que algo ha terminado y otra cosa comienza.

Prestar atención a cómo nos sentimos en los distintos momentos del día y reflexionar al respecto es esencial para procesar nuestros sentimientos, emociones, pensamientos, acciones y comportamientos. Por ejemplo, imagina que estás frente al ordenador redactando una propuesta muy importante para el trabajo. De pronto, escuchas el sonido del correo electrónico y revisas la bandeja de entrada: te están avisando de que tienes que pagar unos impuestos vencidos. Incluso con la voluntad más fuerte del mundo, en una situación así, a la mayoría de las personas les resultaría difícil concentrarse.

Lo más probable es que volver a poner los ojos en el documento y teclear un par de ideas más no te ayude a retomar la inspiración. Una buena estrategia sería dejar el escritorio, salir a tomar un poco de aire fresco y pensar en cómo vas a pagar los impuestos. Una vez formulada la estrategia, que podría ser contactar con la oficina de impuestos a primera hora de la mañana, te convendría seguir paseando por el parque y relajar los ojos mirando el césped o las hojas de los árboles. También deberías darte tiempo a que la respiración vuelva a un ritmo más tranquilo. Todo esto te perimitiría estabilizarte. Al regresar a tu escritorio, lo mejor sería cerrar el correo electrónico y, ahora que has reactivado la creatividad, seguir escribiendo la propuesta.

Atender a nuestras necesidades a tiempo real es fundamental para evitar que las respuestas a los eventos estresantes se acumulen y produzcan neuroinflamación, sobre todo en esta era digital donde el trabajo parece no tener fin. Lidiar con los microestreses a medida que surgen evita que nos agotemos, que entremos en un ciclo interminable de estrés y ansiedad, que sintamos que todo nos sobrepasa o que nos desanimen o enojen las expectativas imposibles que se espera que cumplamos.

En mi caso, tengo un sistema para lidiar con lo que surge durante las sesiones con mis clientes. Tiendo a despertarme alrededor de las siete de la mañana y, como prefiero realizar los movimientos más exigentes por la mañana, salgo a caminar, salto en mi minitrampolín, levanto pesas o realizo algún otro ejercicio intenso que me ayude a fortalecer los músculos. Después, atiendo clientes durante toda la jornada laboral. Cuando empecé a trabajar de forma remota, dejaba cinco minutos entre cliente y cliente. Mi lógica era que, ahora que todo mi trabajo era virtual, no necesitaba destinar tiempo a viajar de una sesión a la otra. Cinco minutos serían más que suficientes para salir de una reunión y entrar a la próxima.

Sin embargo, con frecuencia terminaba agotada y con fatiga emocional a causa de los problemas que me confiaban mis clientes. No estaba lidiando con la carga emocional que se acumula en mí al ser testigo del sufrimiento de los demás. Al fin y al cabo, soy una persona. Lo que los demás me cuentan influye en cómo me siento, y metabolizo esos relatos por medio del cuerpo. El metabolismo, en este sentido, supone transformar los sentimientos en una acción que nos recorre el cuerpo.

Por eso, al terminar las reuniones realizo pequeños rituales para liberar la tensión y procesar la intensidad que supone una sesión individual. Salto en el trampolín al ritmo de la música, respiro hondo para llenar los pulmones de aire, me acuesto en el suelo y me quedo quieta o ruedo para liberar la tensión. Me di cuenta de que solo puedo atender a dos clientes seguidos por la mañana: ese es mi número máximo. Después, salgo del estudio y realizo alguna tarea que me brinde un respiro mental. Aprovecho para cocinar, hacer algo de jardinería, limpiar, coser, jugar con los perros, charlar con mi pareja, que también trabaja desde casa, o salir a caminar por la playa, donde me aseguro de conversar con alguien que me cruzo.

Mis rituales ideales incluyen movimiento, respiración, luz natural, verde, creatividad y socialización. Cualquier cosa que me permita desconectar la mente me viene bien. A media tarde, suelo hacer una meditación somática guiada de descanso profundo sin dormir,[2] que me ayuda a concentrarme en mis sensaciones.

Así, me dejo llevar y no pienso demasiado en el trabajo, para lo que destino muchos recursos mentales, no solo durante las sesiones sino también al prepararlas. Me di cuenta de que, si no me dejaba un espacio para que el cerebro descansara, a menudo me sentía agobiada por los problemas de los demás. Terminaba el día agotada y las ideas seguían dándome vueltas en la cabeza incluso después de apagar la luz para irme a dormir.

No fue sencillo lograr este equilibrio. En muchos momentos de mi vida, sentí que la introspección era una tarea molesta. Ahora me doy cuenta de que seguir haciendo cosas después de trabajar era un intento de tapar lo que sentía. Hacer frente a la incomodidad que nos genera reflexionar vale la pena, no para repasar nuestras malas decisiones y castigarnos, sino para aprender de ellas y crecer como personas. La moraleja de esta historia es que antes no generaba espacios de reflexión porque no valoraba el descanso.

¿Por qué reverenciamos la idea de estar siempre ocupados en detrimento de nuestra propia salud física y mental?

La cultura del esfuerzo

Si buscamos la etimología de las palabras *vago* o *vagancia*, vemos que en algunas lenguas europeas se remonta a la idea de «débil», «malvado» o «falso».

La vagancia se asociaba con la falta de disciplina o fortaleza, así como con la corrupción moral. Esta connotación sigue vigente en nuestra cultura, donde ser perezoso es sinónimo de irresponsabilidad y fracaso.

La idea de que el trabajo es bueno para el alma se la debemos al puritanismo, una rama del cristianismo que creía que Dios solo redimía a quienes trabajaran más arduo, por lo que ser laborioso era un signo de devoción. Por el contrario, todo aquel que carecía de motivación o no cumplía con sus responsabilidades no era digno de salvación; como vemos, esta filosofía no empatiza con quienes se enfrentan a alguna dificultad o han tenido algún tropiezo.

Los puritanos emigraron a Estados Unidos con sus ideas en la maleta: allí, la noción de que el valor de una persona dependía de cuánto se esforzara sirvió para dar propósito a la sociedad emergente. La presunta superioridad moral de las personas trabajadoras se utilizó con fines políticos, ya que servía para motivar a los colonos en tierras inhóspitas y, más adelante, a las personas esclavizadas. Surgió una nueva doctrina religiosa en torno a la creencia de que el trabajo mejoraba el carácter, el sufrimiento era justo y los esclavos recibirían una recompensa en el cielo por su diligencia. Trabajar sin quejarse se consideraba una virtud; por el contrario, cuando algún esclavo holgazaneaba, se lo tachaba de vicioso. Valorar el trabajo arduo por encima de todo fue fundamental para alimentar el sueño capitalista durante todo el siglo XX. Aún hoy, la creencia de que el tiempo ocioso de los trabajadores conduce a disturbios sociales impregna nuestros sistemas políticos y económicos.

El culto al esfuerzo nos enseña que estar ocupados es mejor que descansar. Nos dice que, si no estamos haciendo algo todo el tiempo, somos haraganes o improductivos. Esta mentalidad puede llevarnos a desconfiar de nuestros propios sentimientos. Cuando estamos cansados, nos preparamos un café en vez de entender que el cuerpo necesita descansar. Cuando estamos tristes, vamos de compras en vez de dejarnos sentir nuestras emociones. Creemos que hallaremos algún producto que nos solucione la vida, incluso cuando el «problema» sea que somos de carne y hueso. Buscamos soluciones externas cuando la respuesta está en nuestro interior.

Si el cerebro humano es incapaz de concentrarse de forma permanente durante ocho horas al día, ¿cómo es posible que esa sea la expectativa? La jornada laboral de ocho horas es un remanente de la era industrial, cuando los operarios trabajaban entre diez y dieciséis horas al día, en general seis días a la semana, porque las fábricas estaban abiertas las veinticuatro horas. A finales del siglo XVIII, el movimiento de la jornada de ocho horas se propuso mejorar la semana laboral, mas no fue hasta 1914 que Ford Motors redujo los turnos a ocho horas y aumentó el salario de los empleados, con lo que duplicaron la productividad. La nueva jornada laboral supuso una mejora significativa respecto a las condiciones anteriores en la era de la manufactura, pero no se adapta tan bien a nuestra economía del conocimiento, donde el trabajo supone un esfuerzo cognitivo.

Un estudio demostró que el oficinista británico promedio pasa menos de tres horas al día siendo productivo; el resto del tiempo se dedica a conversar con sus colegas, está en alguna reunión o navega por internet.[3] No obstante, los trabajadores de Reino Unido pasan una media de 2,5 horas más al día en el trabajo que en los demás países de Europa. ¿Cómo puede ser? Según una encuesta, la tasa de presentismo (que supone una valoración de las horas que se pasan en la oficina, incluso cuando se está enfermo) ha aumentado más del 300 por ciento desde 2010, y también ha subido el número de personas que trabajan incluso cuando están de vacaciones. Este fenómeno tiene más de una explicación. Por un lado, algunas personas se sienten presionadas para ir a trabajar aunque se encuentren mal, ya que temen que las echen o que los demás piensen que no están comprometidos con la empresa. Otras creen que no pueden darse el lujo de ausentarse del trabajo, incluso si no están en su mejor día. Esta insistencia con el presentismo es causa de estrés, ansiedad y depresión: la idea de que tenemos que ser productivos en todo momento supone equiparar al ser humano con una máquina cuyo único propósito es trabajar y cuyas únicas pausas son para recargar energías y dormir. Durante una época trabajé en una oficina. Como antes solo había trabajado por mi cuenta, no entendía por qué no podía levantarme del escritorio después de cumplir con gran parte de mis tareas. Lo que más me costó de ese trabajo fue fingir que estaba ocupada durante toda la jornada laboral los cinco días de la semana; mantener ese simulacro a todas horas para demostrar que me estaba ganando el pan suponía una gran carga mental, por lo que renuncié, con la esperanza de no trabajar nunca más en un lugar así, ya que no era bueno para mi salud mental.

En 2021, una vez más a la vanguardia del mundo laboral, Ford anunció que sus empleados podrían seguir trabajando de forma remota después de la pandemia, pese a que otras empresas insistían en que todos volvieran a la oficina. Las oficinas de Ford se reinventaron como espacios colaborativos para reuniones y proyectos, pero los empleados realizan sus tareas desde casa, donde se concentran mejor. Hace poco, se realizó una prueba piloto de la reducción de la semana laboral a cuatro días sin disminuir los salarios. La mayoría de las empresas que participaron en el estudio informaron de que habían tenido la misma productividad y el mismo desempeño que antes, mientas que los empleados manifestaron sentirse menos estresados y subrayaron que el tiempo libre extra les permitía organizarse mejor.[4]

Aun así, nos aferramos a la idea anticuada del presentismo: estar en el escritorio durante el tiempo asignado en el contrato es lo que garantiza que cobraremos nuestro salario, aunque las oficinas están repletas de distracciones que nos interrumpen cuando estamos concentrados, como las demás personas, las reuniones y el ruido. En este sentido, en las oficinas de planta abierta es imposible encontrar momentos tranquilos, lo que contribuye a la fatiga mental. Pero ¿y si charlar con nuestros compañeros, leer o pensar en otras cosas que no sean el trabajo es lo que nos ayuda a relajar el cerebro? ¿Y si estos recreos nos ayudan a pensar mejor?

Todos sabemos que un poco de estrés sirve para concentrarnos mejor, pero cuando este es excesivo y crónico, como el que surge de los plazos de entrega imposibles, las listas interminables de tareas pendientes, los jefes exigentes o los lugares de trabajo tóxicos, la capacidad de prestar atención se resiente. Nuestros recursos cognitivos no son ilimitados: por eso, la corteza prefrontal, encargada de distribuirlos, organiza la información que recibe de otras áreas del cerebro y desvía nuestra atención visual hacia aquello en lo que nos enfocamos. Cuando realizamos varias tareas a la vez, no es que el cerebro esté pendiente de todo, sino que divide su atención entre una y otra. Algunas personas logran hacer varias cosas al mismo tiempo, pero a la mayoría nos resulta fisiológicamente imposible.

Cuando aparece la fatiga mental, nos da sueño y perdemos la motivación, por lo que nuestro desempeño se ve afectado, así como nuestra actitud y estado de ánimo. Cuando nos damos cuenta de que nos distraemos con facilidad de la tarea que tenemos entre manos, es hora de tomarnos un descanso para que el cerebro descanse del estado de concentración profunda en el que ha estado inmerso.

Descanso intermitente

Seguro que has oído hablar del ritmo circadiano, el reloj interno que tenemos los seres humanos, integrado por ciclos de veinticuatro horas y que nos hace realizar determinados procesos durante el día y otros durante la noche. El ritmo circadiano influye en todos los aspectos de nuestra biología, incluidos la temperatura corporal, el estado de ánimo y el estado de alerta.

De lo que quizá no hayas escuchado hablar es del ritmo ultradiano, el ciclo básico de descanso y actividad. Este patrón biológico interno es más corto que el ritmo circadiano de veinticuatro horas, por lo que completamos varios ciclos durante el día, tal como ocurre con los ciclos de noventa minutos de sueño REM (movimiento ocular rápido) y NREM (movimiento ocular no rápido). Cuando nos concentramos en una tarea, el cuerpo y el cerebro queman oxígeno, glucosa y otros combustibles energéticos. En la primera parte del ciclo, la frecuencia cardíaca, los niveles hormonales, la tensión muscular y el estado de alerta alcanzan su punto máximo. Los desechos metabólicos, que son el subproducto de la actividad mental y física, se acumulan, lo que se traduce en estrés.

Entre los 90 y los 120 minutos, comenzamos a distraernos con facilidad y nos cuesta mantener la atención, el cuerpo comienza a mostrar signos de cansancio, nos da hambre, comenzamos a movernos más y nos ponemos irritables. Como tenemos cada vez menos energía, la productividad comienza a mermar. El cuerpo necesita descansar para regenerarse y reequilibrarse, eliminar los desechos y las toxinas y reparar el tejido dañado. Además, después de asimilar bastante información, es necesario hacer una pausa para procesarla, relacionar las ideas y llegar a soluciones. Gracias a este ciclo de actividad y descanso, el sistema se recalibra. Cuando nos sintonizamos con estos ritmos, podemos planificar el día de forma inteligente para aprovechar esos ciclos naturales de alerta y somnolencia.

Hace ya un tiempo que vengo organizándome así, y me doy cuenta de que es una gran manera de cuidarme. Dedico noventa minutos a cada tarea: cuando el tiempo se acaba, paso a otra cosa, lo que me ayuda a concentrarme mucho más. Tras enfocarnos en una tarea, lo mejor es descansar durante veinte minutos para que el cerebro procese lo que ha estado haciendo. Así, la información se consolida y podemos pasar a la siguiente actividad sin ningún problema.

Antes saltaba de un proyecto a otro y terminaba el día agotada, pero ahora me enfoco en una sola actividad que me exija prestar atención apenas empiezo la jornada laboral. Después, descanso durante más o menos veinte minutos, destino los noventa minutos siguientes a otra tarea demandante y con eso termino el trabajo pesado de la mañana. Por la tarde, a veces trabajo de este modo durante noventa minutos más, aunque apunto a dos momentos de trabajo intenso por día. Durante los descansos, trato de hacer algo bien diferente y no quedarme sentada en el escritorio usando el ordenador. Por otra parte, cuando realizo alguna tarea administrativa o planifico las sesiones, no necesito tanta concentración. En general, para preparar las sesiones, ensayo distintos movimientos sobre una colchoneta al aire libre. También aprovecho para hacer ejercicios de respiración o meditar, siempre que puedo, y por la tarde dedico unos veinte minutos a dormir la siesta. Si bien soy consciente de que tengo una rutina laboral poco convencional, me parece importante que todos busquemos levantarnos del ordenador después de concentrarnos en algo durante noventa minutos.

¿Cómo puedes saber cuál es el mejor horario para realizar las tareas más demandantes? Te recomiendo llevar un diario para detectar en qué momento de la mañana trabajas mejor. En mi caso, estoy bien despierta entre las 9.00 y las 11.30, por lo que, para sacarle el mayor jugo posible a mi concentración, dejo de lado las tareas que no me gustan, como las administrativas, y me enfoco en algo más gratificante y creativo, en las labores que más me llenan, como atender clientes, probar ejercicios, investigar y escribir.

¿Cómo implementar este método en un trabajo de oficina? Supongamos que la jornada comienza a las nueve de la mañana. Fíjate en lo despierto que está tu cerebro a las 9.30 y, si notas que está listo para la acción, reserva los siguientes noventa minutos para concentrarte en alguna tarea. A las once, haz una pausa: levántate, camina por la oficina, sube las escaleras, habla con tus compañeros o tómate un café. A las 11.20 regresa al escritorio. Este es un buen momento para revisar la bandeja de entrada, realizar tareas administrativas y tachar algún ítem de la interminable lista de actividades rutinarias. A la hora del almuerzo, sal a caminar. Dentro de lo posible, no comas frente al ordenador. Después, siéntate lejos del escritorio y, papel en mano, decide qué harás durante la tarde. Antes de concluir la jornada, repasa las tareas completadas, organiza tus ideas y planifica la mañana siguiente. Si puedes, cierra los ojos y respira con los pies apoyados en el suelo. En la segunda parte del libro, hablaremos más sobre esta técnica, denominada *grounding*.

Por supuesto, este escenario ideal no tiene en cuenta las reuniones, los viajes ni los demás imprevistos que puedan surgir, pero sirve para que veamos cómo aplicar este método en un trabajo tradicional en sintonía con los ritmos ultradianos. Recomiendo ir incorporando esta metodología poco a poco, cambiando una cosa cada vez. Con que logres concentrarte durante noventa minutos seguidos al día y recuerdes levantarte, estarás avanzando en la dirección correcta para cuidar de tu sistema nervioso.

El descanso contrarresta la acción y nos prepara para el próximo período de actividad. Si exigimos al sistema nervioso que trabaje todo el tiempo, será menos efectivo: tanto el descanso como la acción son necesarios para la homeostasis.

Un estudio realizado en el Conservatorio de Berlín en 1993 ilustra la importancia del descanso para rendir al máximo.[5] Los investigadores, que trataban de identificar los factores que contribuían al desempeño sobresaliente de algunos estudiantes de violín, observaron que los mejores estudiantes se tomaban más descansos que el resto. No ensayaban durante horas y horas sin parar, sino que hacían pausas regulares para descansar y recargar energías, lo que los ayudaba a seguir concentrados y motivados y prevenía el agotamiento.

Este llamativo hallazgo sugiere que el descanso es clave para alcanzar nuestro máximo potencial. Cuando estamos bien descansados, prestamos más atención, aprendemos de manera más efectiva, tomamos mejores decisiones y sentimos menos estrés, ansiedad y agotamiento. Entonces, si queremos mejorar nuestro desempeño, tenemos que descansar bien. Hay que hacer pausas durante el día y asegurarnos de que nos acostamos temprano. El cuerpo y la mente nos lo agradecerán.

Los mejores estudiantes del Conservatorio de Berlín ensayaban de forma más consciente, poniendo toda su atención y detectando en qué podían mejorar. Intuían que ese método los ayudaría a convertirse en los grandes músicos que aspiraban a ser. El estudio también concluyó que la práctica deliberada requiere un esfuerzo que solo puede realizarse durante unas pocas horas seguidas al día. Los estudiantes sobresalientes no ensayaban durante más tiempo del que podían recuperarse: en general, tocaban noventa minutos y descansaban media hora antes de volver al instrumento. Entendían que exigirse de más habría sido contraproducente.

Estos estudiantes, además, dormían una hora más que el resto. Hacían una siesta por la tarde y después ensayaban durante otros noventa minutos. En total, dedicaban cuatro horas al día a ensayar; el resto del día, se ocupaban de hacer los deberes de clase, pero limitaban el trabajo que más concentración les exigía a esas sesiones de noventa minutos. De este modo, aprovechaban mejor sus recursos mentales y físicos.

Por otra parte, un estudio realizado en la década de 1950 comparó cuánto tiempo trabajaba un grupo de científicos con cuántos artículos escribían.[6] Se observó que quienes trabajaban de diez a veinte horas a la semana producían un número coherente de artículos; que quienes trabajaban veinticinco horas por semana no eran más productivos que los que trabajaban cinco horas, y que quienes trabajaban treinta y cinco horas a la semana eran la mitad de productivos que quienes lo hacían veinte horas semanales. Los científicos que trabajaban más de sesenta horas a la semana resultaron ser los menos productivos, mientras que los científicos más exitosos trabajaban entre cuatro y seis horas diarias.

Los científicos, los académicos y los escritores necesitan concentrarse en la tarea que tienen entre manos durante períodos breves. Por ejemplo, el naturalista Charles Darwin y el escritor Charles Dickens trabajaban cuatro horas al día y salían a caminar cuando necesitaban pensar. Darwin incluso tenía una ruta especial para cuando tenía que resolver problemas complejos.

En general, hacemos demasiado hincapié en el hacer y no tanto en descansar del hacer. A mis clientes siempre les pasa. Se levantan, hacen ejercicio, preparan a sus hijos para el colegio y salen de casa. Después, se embarcan en una serie de actividades ininterrumpidas hasta la hora de acostarse: teclean rápido y sin parar, almuerzan en el escritorio, piden comida por una aplicación entre reuniones, comen viendo Netflix y no les queda ni un minuto para descansar y reflexionar. No es de extrañar que por la noche les cueste conciliar el sueño ni que tengan problemas digestivos y sufran ansiedad, estrés y agotamiento.

Muchos estudios demuestran que al descansar consolidamos lo aprendido. Además, al reposar, la mente recuerda, hace planes para el futuro e imagina diferentes escenarios. Basta descansar con los ojos cerrados durante quince minutos al día para notar una mejora considerable de la memoria que puede durar hasta una semana.

La diferencia entre descansar y dormir

Mientras que el descanso regular durante el día nos ayuda a reponernos del esfuerzo mental y físico realizado, dormir es una parte fundamental de nuestros ciclos de veinticuatro horas, crucial para que el cerebro y el cuerpo gocen de buena salud. Al dormir, pasamos por ciclos REM (movimiento ocular rápido) y NREM (movimiento ocular no rápido).

A su vez, el sueño NREM se subdivide en cuatro etapas, en cada una de las cuales el sueño es un poco más profundo. En las dos primeras etapas, en las que pasamos de la vigilia al sueño ligero, el ritmo cardíaco disminuye y la temperatura corporal y las ondas cerebrales eléctricas se ralentizan. En la tercera y la cuarta etapa el cerebro entra en erupción: genera ondas cerebrales muy potentes y recarga los sistemas inmunológico y cardiovascular. En estas últimas etapas, los recuerdos se consolidan y pasan a formar parte de la arquitectura del cerebro.

Durante el sueño REM, la actividad de las ondas cerebrales se acelera, por lo que tenemos sueños más nítidos. Aquí tienen lugar la regulación emocional, la creatividad, el procesamiento de la información y la resolución de problemas.

En un ciclo estándar de noventa minutos, alternamos entre sueño REM y NREM, pero la proporción cambia a medida que avanza la noche. Así, en la primera mitad de la noche tenemos un sueño NREM más profundo, mientras que en la segunda mitad de la noche tenemos más sueño REM y un sueño NREM más ligero.

Cuando nos perdemos alguna parte del ciclo que tiene lugar cada veinticuatro horas, nos privamos de algunos de los beneficios del sueño, que incluyen la restauración cognitiva, el procesamiento cerebral, la asignación de los recursos de la memoria y la búsqueda de soluciones innovadoras a problemas complejos. Al dormir, también creamos y afianzamos las conexiones neuronales; sin este refuerzo, los vínculos se pierden.

En la década de 1950, en Reino Unido se dormía un promedio de ocho horas cada noche; en 2023, seis horas y veinticuatro minutos.

¿Por qué ahora dormimos menos? Los trabajos exigentes, el bombardeo permanente de noticias, las redes sociales, la series, las películas y demás aspectos de nuestro estilo de vida nos desvelan.

La falta de horas de sueño no solo conduce a problemas de memoria y malas decisiones: algunas repercusiones son aún más graves. Dormir poco aumenta el riesgo de contraer cáncer. De hecho, el cáncer es más común en las personas que no cumplen un horario de oficina regular. Por otro lado, quienes acostumbran a dormir cinco horas o menos tienen un 50 por ciento de probabilidades de ser obesos, ya que quedarse mucho tiempo despiertos produce un aumento de la hormona del hambre. Las personas cansadas sufren de estrés crónico, por lo que tienden a contraer más enfermedades y presentan un mayor riesgo de desarrollar diabetes tipo II y enfermedades cardiovasculares. Además, es más probable que sufran de depresión, ansiedad, angustia emocional y trastornos del estado de ánimo. La mayoría de los pacientes con enfermedades mentales graves suelen despertarse varias veces durante la noche.

Por eso, muchas veces, estabilizar el sueño los ayuda a aliviar los síntomas. Necesitamos transformar nuestra relación con el acto de dormir. En vez de pensar que es un problema que debemos solucionar, lo mejor es darle prioridad, ya que es una parte fundamental de la vida y no el último recurso cuando estamos al límite de nuestras fuerzas. Mucha gente suele tomar estimulantes para mantenerse despierta y bebe alcohol para conciliar el sueño. Sin embargo, lo cierto es que, para dormir mejor, necesitamos descansar en distintos momentos del día.

Ejercicio para descansar

Cuando tengas una pausa de veinte minutos, realiza el siguiente ejercicio.

1. Acuéstate en el suelo con las piernas extendidas y los brazos a los lados. Deja bastante espacio entre los brazos y el torso.
2. Presta atención al peso del cuerpo.

3. Concéntrate en la respiración. Fíjate cómo todo tu ser se sintoniza con ella: ¿qué partes del cuerpo se mueven al compás de la respiración?
4. ¿Cuáles de tus costillas tocan el suelo? En la siguiente inhalación, aprieta un poco las costillas contra el suelo y, al exhalar, aflójalas poco a poco.
5. Repite el movimiento varias veces. En cada respiración, haz que el movimiento sea más sutil, como si respirar y aumentar o disminuir la presión fueran una única acción. Poco a poco, la respiración se vuelve movimiento.
6. Cuando te des cuenta de que comienzas a cansarte o distraerte, haz una pausa antes de retomar la concentración profunda.
7. Pasa a los omóplatos, la parte posterior del cráneo, la pelvis, las pantorrillas y los talones. Tómate tu tiempo y descansa antes de pasar a la siguiente parte del cuerpo.
8. Descansa y fíjate en cómo está apoyado tu cuerpo en el suelo. ¿Notas algún cambio? Tal vez la diferencia sea sutil: si incorporas los ejercicios somáticos a tu rutina, poco a poco captarás más matices.

Qué has aprendido en este capítulo

- La madre naturaleza nos brinda la forma más fácil de recargar y reiniciar el sistema cada veinticuatro horas: el sueño.
- Al descansar de los estímulos, la mente recuerda, se prepara para el futuro e imagina distintos escenarios. Al dormir, consolidamos lo aprendido y nuestra creatividad aumenta.
- Durante el día, tenemos ciclos de noventa minutos de actividad y veinte de descanso. Si planificamos nuestra agenda en torno a los picos y valles del rendimiento cerebral, trabajaremos de forma mucho más efectiva.
- Por la noche, pasamos por diferentes ciclos de sueño: es importante dedicar tiempo a completarlos a fin de disfrutar de todos sus beneficios, incluida la regulación emocional.

- Tenemos que poner el sueño y el descanso en el mismo nivel de importancia que la acción y la productividad. Así, equilibraremos nuestro sistema y maximizaremos nuestro bienestar.

En este capítulo, hemos hablado largo y tendido sobre la importancia del descanso y el sueño. Seguro que necesitas relajarte un poco y no pensar durante un rato. Cierra el libro y tómate veinte minutos para salir a caminar, acurrucarte en el sofá o charlar con alguien cara a cara. En el próximo capítulo, nos adentraremos en la importancia de la comida para nutrir el cerebro, en la conexión intestino-cerebro y en por qué necesitamos pasar tiempo en la naturaleza.

7

La nutrición

Come comida. No mucha. Sobre todo plantas.

MICHAEL POLLAN, *El detective en el supermercado*[1]

A los diecinueve años, comencé a trabajar en una tienda de comida saludable, donde aprendí más que en muchos otros sitios. Aprendí que la nutrición es salud y que es importante comer alimentos no procesados y que estén lo más cerca posible de su estado natural. Dejé de comer carne debido a los antibióticos que en aquel entonces se usaban en la cría de animales; solo pensar en la producción de alimentos me provocaba náuseas. Aprendí sobre las hierbas con efectos calmantes y que la equinácea, una planta que da flores, sirve para tratar resfriados y gripes, ya que se cree que estimula el sistema inmunológico y ayuda al cuerpo a combatir las infecciones. Aprendí que durante años se valoró el ajo por sus propiedades medicinales antibióticas, antifúngicas y antivirales, y desde entonces cocino con ajo, sobre todo en los meses más fríos.

La idea de que la nutrición es salud se volvió fundamental en mi vida. Recuerdo que mi madre solía preparar comida casera, ya que es más económico y te permite saber qué ingredientes consumes. De vez en cuando, nos dejaba comer una hamburguesa en un local de comida rápida, lo que siempre era motivo de festejo. Qué desagradecidos pueden ser los niños, ¿no? Hoy en día, la comida basura es mucho más que un «placer» ocasional. Según un estudio de 2021, cada año las compras de comida para llevar y los pedidos de comida a domicilio aumentan en un 30 por ciento. En Reino Unido, por ejemplo, la industria de la comida rápida y la comida para llevar representó más de 29.000 millones de dólares en 2022.

Si bien abunda la información sobre qué, cómo y cuándo comer, todavía no hemos aprendido a nutrirnos bien. Nos obsesionamos con las dietas de moda porque, en medio de tantas opciones, estamos desesperados por saber cómo podemos comer sano. Tenemos un sinfín de dietas (vegetariana, vegana, pescetariana, *paleo*, de bajo índice glucémico, sin azúcar, sin gluten y sin lácteos, entre otras tantas), pero parece que toda la información disponible termina confundiéndonos.

Según un estudio a gran escala que recabó datos de otros estudios realizados durante un período de sesenta años, los alimentos de origen vegetal nos protegen contra la mayoría de las enfermedades crónicas, a diferencia de los de origen animal.[2] Los alimentos a base de cereales integrales ofrecen una protección aún mayor, mientras que los cereales muy refinados son bastante nocivos. Los productos lácteos resultaron ser neutros en este sentido, mientras que la carne roja y procesada aumenta el riesgo frente a estas enfermedades. Seguro que esta información no te resulta sorprendente, pero la industria de las dietas hace que parezca que todo es mucho más complejo. A veces, yo también tengo dudas sobre qué comer, aunque sigo intentando consumir alimentos de origen vegetal y ahora, gracias a toda la información disponible sobre el microbioma intestinal (página 158), trato de incorporar una gran variedad de ellos.

El cerebro y el sistema nervioso son órganos complejos que necesitan distintos tipos de nutrientes. Comer bien es esencial para cuidar de la salud del cerebro y evitar problemas cognitivos. Algunos de los nutrientes más importantes para el cerebro y el sistema nervioso son:

- Ácidos grasos omega-3, fundamentales para el desarrollo y el funcionamiento del cerebro y el sistema nervioso,[3] ya que ayudan a proteger el cerebro del daño y mejoran la función cognitiva. Los pescados grasos (como el salmón, el atún y la caballa), las nueces y las semillas de lino son muy buenas fuentes de omega-3.

- Folato, una vitamina B necesaria para producir nuevas células nerviosas.[4] Además, es importante para la formación de mielina, la cubierta protectora que rodea las células nerviosas. Algunas fuentes de folato son las verduras de hoja verde (como la espinaca y el brócoli), los cítricos y las legumbres.
- Vitamina B_{12}, otra vitamina B esencial para el sistema nervioso,[5] que ayuda a producir energía y a mantener la salud de las células nerviosas. La carne, las aves, el pescado, los huevos y los lácteos son muy buenas fuentes de B_{12}.
- Hierro, que ayuda a transportar oxígeno al cerebro.[6] Cuando nuestros niveles de hierro son bajos, tendemos a cansarnos rápidamente y nos cuesta concentrarnos, entre otros problemas cognitivos. Las carnes rojas, las aves, el pescado, los frijoles y las lentejas son muy buenas fuentes de hierro.
- Zinc, que es esencial para ayudar a proteger el cerebro del daño y mejorar la función cognitiva. Las carnes rojas, las aves, los mariscos, los frijoles y los frutos secos son muy buenas fuentes de zinc.

Además, el cerebro y el sistema nervioso necesitan otros nutrientes, como las vitaminas A, C y E, el magnesio y el potasio, que se encuentran en distintas frutas, en pescados como el salmón, el atún y la caballa, y en las nueces y las semillas de lino.

Según Tim Spector, epidemiólogo británico y profesor de epidemiología genética en el King's College de Londres, hay que comer al menos treinta plantas distintas cada semana. Este consejo está respaldado por su propia investigación, que demuestra que las personas que comen una gran variedad de plantas tienen un microbioma intestinal más saludable (página 158) y un menor riesgo de contraer enfermedades crónicas, como enfermedades cardíacas y cáncer, y de tener accidentes cerebrovasculares.[7]

En mi caso, si bien mi dieta incluye una amplia gama de frutas y verduras, fue todo un desafío incorporar treinta plantas diferentes a la semana, hasta que me enteré de que el concepto de «planta» abarca todo lo que proviene de la tierra: frutas, verduras, legumbres, nueces, semillas, especias, hierbas y cereales integrales. Spector recomienda comer plantas de todos los colores del arco iris, ya que cada color contiene nutrientes distintos. Por ejemplo, los frutos rojos y las verduras son buenas fuentes de antioxidantes, mientras que las verduras de hoja verde contienen vitaminas A y C.

Si no se te ocurre cómo incorporar treinta plantas diferentes a tu dieta, aquí tienes algunos consejos.

- Compra frutas y verduras de temporada, que es una buena forma de conocer nuevos sabores y probar recetas.
- Agrega nueces y semillas a tus tentempiés, ya que son una gran fuente de nutrientes y provocan sensación de saciedad.
- Consume cereales integrales, que son una buena fuente de fibra y nutrientes.
- Prepara alimentos fermentados, que son una gran fuente de probióticos, a fin de cuidar tu salud intestinal.

Además de ocuparme de nutrir el sistema nervioso, también me interesa observar cómo lo afectan algunos factores típicos de la vida moderna, en especial, el auge de los alimentos químicamente complejos, denominados «alimentos ultraprocesados».

El problema de los ultraprocesados

Primero, veamos cómo la industria alimentaria ha cambiado la forma de comer de la mayoría de las personas. Es muy común desayunar cereales azucarados o bollería, almorzar un bocadillo, comer algo dulce por la tarde y descongelar una comida preparada para la cena, acompañada de una copa de vino. En el vaivén de la vida moderna, no tenemos tiempo de cocinar desde cero, lo que supone un problema, ya que los alimentos procesados vienen con aditivos que prolongan su caducidad o los vuelven más adictivos.

Los ultraprocesados tienen ingredientes que no solemos encontrar en la cocina: se los somete a un procesamiento extenso y se les añaden muchos aditivos, conservantes e ingredientes artificiales que no suelen combinarse en una cocina. A menudo, tienen muchos azúcares refinados, grasas no saludables y aditivos como potenciadores del sabor y colorantes artificiales. Los ultraprocesados más consumidos son las bebidas azucaradas, los aperitivos envasados, la comida basura, las comidas congeladas y los cereales para el desayuno. Si miras en la parte de atrás de los alimentos envasados y lees la lista de ingredientes (que cada vez es más larga), te aseguro que no conocerás ni la mitad.

Nuestro estado de ánimo influye en lo que comemos, y viceversa. Los adultos que comen mucha comida basura tienen un mayor riesgo de depresión y demencia. La calidad de los alimentos ingeridos a lo largo de la vida también es un factor que hay que tener en cuenta.

Un estudio denominado «Apoyo a la modificación del estilo de vida en estados emocionales reducidos» (SMILES) analizó la relación entre dieta y estado de ánimo.[8] El estudio siguió a 176 personas que sufrían depresión de moderada a severa durante unos años y se dividió a los sujetos en dos grupos; al primero se le brindó apoyo y ayuda para cambiar de dieta, y un tercio de los integrantes se recuperaron de una depresión severa. Del segundo grupo, al que solo se le ofreció acompañamiento social, solo ocho personas se recuperaron.

Por culpa de la dieta moderna, cada vez más personas tienen obesidad y problemas de salud mental. El cerebro está programado para responder a las actividades que nos gustan; por eso, cuando hacemos algo que nos produce placer (desde socializar o tener relaciones sexuales hasta comer algo rico), el sistema de recompensa del cerebro libera dopamina, un neurotransmisor que responde a las recompensas y la motivación positiva. En el caso de la comida basura o los alimentos ultraprocesados, el sabor a grasa, azúcar o sal hace que la comida sea aún más adictiva. Si nos acostumbramos a comer este tipo de comida, el cerebro comenzará a producir más receptores de dopamina, por lo que necesitaremos más comida basura para experimentar el mismo placer y comenzaremos a tener antojos, ya que el cerebro nos pedirá más.

Comer comida basura en exceso afecta la parte del cerebro que se encarga de la toma de decisiones, la corteza prefrontal. En este sentido, los ultraprocesados suponen un peligro aún mayor, ya que su combinación de grasas, azúcares y sales resulta muy placentera y estimula los centros de recompensa del cerebro, lo que conduce a antojos y ganas de seguir comiendo. Como estos alimentos son tan palatables, nuestras ganas de seguir comiendo no tienen que ver con el hambre y la saciedad, sino que es difícil parar incluso cuando estamos llenos.

Hay ciertos productos que no puedo dejar de comer; de hecho, tengo un serio problema con las patatas fritas. La combinación de sal y grasa es tan adictiva que puedo comerme un paquete entero sin darme cuenta. No me puedo controlar si tengo patatas fritas en casa, por lo que solo compro cuando alguien viene de visita. Como mis invitados podrían desaprobar de mi adicción, me modero. Hace muchos años me hice un examen genético; el nutricionista que interpretó los resultados me explicó que soy propensa a la adicción y a comer en exceso, pero que también respondo bien al ejercicio. Por eso, adopté determinados hábitos que me ayudan a mantener mis tendencias nocivas a raya. Siempre me gustó hacer algo de ejercicio diario para controlar mis emociones, lo que indica que de alguna manera sabía lo que me pedía el cuerpo y que necesitaba autorregularme con el movimiento. El cuerpo es sabiduría inherente en acción: solo necesitamos aprender a escucharlo.

Estamos rodeados de anuncios que nos invitan a consumir ultraprocesados y de publicidad que vincula la comida con las emociones. Muchas veces, se nos anima a comer o beber algo que nos guste a modo de recurso externo para calmarnos. Así, mucha gente acostumbra a tomarse una copa de vino para desconectar después del trabajo, aunque hay casos en los que la ingesta frecuente de alcohol puede causar más estrés, ya que el cuerpo libera hormonas incluso cuando no beben. Otro ejemplo es el de un anuncio de hamburguesas muy conocidas que equipara compartir tiempo con tu padre divorciado el fin de semana con ir a comer una hamburguesa, cosa que sugiere que la combinación perfecta de grasas, azúcares y sales sirve para moderar los sentimientos de confusión sobre las lealtades familiares. La publicidad juega con la idea de que este tipo de comida puede ser una fuente de consuelo, una idea promovida por la industria de la comida rápida. Como vemos, estos productos no solo son adictivos por naturaleza, sino que estamos expuestos a publicidad constante y, además, resultan muy convenientes en la rutina moderna. El mensaje que se difunde es que comprar alimentos para sentirnos mejor o para demostrar amor a los demás nos ayuda a reducir el estrés y a sentirnos menos solos, indignos o no amados. Sin embargo, usar la comida como medio para calmarlos implica buscar una respuesta en el exterior. La sensación placentera es fugaz y altera el buen funcionamiento del sistema nervioso.

¿Cómo afectan los ultraprocesados el sistema nervioso? Los ultraprocesados alteran el equilibrio de los neurotransmisores del cerebro, como la dopamina (que nos motiva a recibir recompensas) y la serotonina (que nos hace sentir satisfechos). Cuando hay una interrupción en estos sistemas, se generan cambios de humor, antojos y problemas de salud mental como la ansiedad y la depresión. Además, se ha descubierto que el consumo de ultraprocesados también genera inflamación crónica del cuerpo, incluso del cerebro, lo que afecta el funcionamiento de las neuronas y las sinapsis y desemboca en problemas de memoria, función cognitiva y regulación del estado de ánimo.

Por otra parte, los ultraprocesados pueden alterar el equilibrio de las bacterias buenas en el intestino. El eje intestino-cerebro es un canal de comunicación bidireccional entre el tracto gastrointestinal y el sistema nervioso, incluido el cerebro. Cualquier desregulación puede afectar la producción de neurotransmisores, el funcionamiento del sistema inmunitario y, como ya se ha señalado, la salud mental.

¿Qué es el microbioma intestinal?

El microbioma intestinal es un conjunto de microorganismos presentes en el tracto gastrointestinal, un conducto de unos nueve metros de largo que va desde la boca hasta el ano. Es una parte del sistema digestivo que comprende el esófago, el estómago y los intestinos, y contiene bacterias, virus, hongos y otros microbios. El microbioma intestinal alberga billones de bacterias, muchas de las cuales producen neurotransmisores fundamentales para la regulación del estado de ánimo, la ansiedad y el dolor.

El microbioma intestinal tiene una relación compleja con el sistema nervioso. Algunos estudios recientes sugieren que puede ser fuente de estrés y ansiedad e incidir en el desarrollo o la progresión de afecciones neurológicas, incluidos el párkinson, la esclerosis múltiple y el alzhéimer.[9] Estos estudios demuestran que los cambios de la composición de la microbiota intestinal influyen en la neuroinflamación, la integridad de la barrera hematoencefálica y la producción de metabolitos importantes para el funcionamiento saludable de las neuronas.

El microbioma intestinal se comunica con el cerebro a través del nervio vago, el más largo de los doce nervios craneales y que se conecta con el tronco encefálico y con muchos órganos del tórax y el abdomen, incluidos el corazón, los pulmones, el estómago, los intestinos y el hígado. También desempeña un papel en la regulación de la frecuencia cardíaca, la respiración, la digestión y otras funciones corporales.

Este nervio suele apodarse «nervio errante», ya que se ramifica para comunicarse con varios órganos distintos y actúa como canal de comunicación entre el cerebro y el cuerpo. Entre sus funciones, se encuentran ralentizar el ritmo cardíaco; controlar el diafragma; regular el sistema inmunológico, el dolor, el estado de ánimo y la ansiedad; estimular la segregación de jugos digestivos, y ayudar a mover los alimentos a través del tracto digestivo.

Las señales que envía el microbioma intestinal también pueden influir en el funcionamiento del cerebro, y viceversa. El intestino produce y regula el microbioma y los neurotransmisores; estos últimos son los mensajeros químicos que facilitan la comunicación entre las células nerviosas del cerebro. Por ejemplo, ciertos microbios intestinales producen neurotransmisores como la serotonina, la dopamina y el ácido gamma-aminobutírico (GABA), cruciales para regular el estado de ánimo, el comportamiento y la cognición.

El microbioma intestinal también interactúa con el sistema inmunitario, e influye en su desarrollo y funcionamiento. El sistema inmunitario está formado por la glándula timo, la médula ósea, los ganglios y los vasos linfáticos, el bazo y la piel. El microbioma intestinal entrena el sistema inmunitario para que este aprenda a responder a todo aquello que pueda causar enfermedades y a tolerar a las sustancias inofensivas. La desregulación de la interacción entre el microbioma intestinal y el sistema inmunitario puede producir neuroinflamación y ciertos trastornos neurológicos.

Además, los desequilibrios o alteraciones del microbioma intestinal pueden desencadenar una respuesta inflamatoria en el intestino, donde se segregan varias moléculas y células inmunitarias que viajan al cerebro, lo que provoca neuroinflamación. La neuroinflamación crónica se asocia con enfermedades neurodegenerativas, trastornos del estado de ánimo y deficiencias cognitivas.

Por otra parte, el microbioma intestinal influye en la respuesta del cuerpo a las tensiones, ya que se comunica con el sistema de respuesta al estrés, incluido el eje hipotálamo-hipofisario-suprarrenal (o eje HHS), que regula la segregación de las hormonas del estrés, entre ellas el cortisol. Cuando se produce una alteración del microbioma intestinal, los niveles de estas hormonas pueden verse afectados, y esto repercute en el estado de ánimo, la ansiedad y la resistencia al estrés.

Si bien falta seguir investigando sobre esta materia, los estudios sugieren que llevar una dieta equilibrada, hacer ejercicio de forma regular, dormir bien y gestionar el estrés es muy bueno para la salud del microbioma intestinal, lo que a su vez beneficia al sistema nervioso y promueve el bienestar general de la persona.

Lo que comemos no solo repercute en nuestro peso, sino también en la piel, el cabello y el buen funcionamiento de los órganos y el sistema nervioso.

La naturaleza nos nutre

Llevar una dieta rica en alimentos naturales es esencial para el sistema nervioso, pero nuestro entorno es igual de importante. Pasar tiempo en la naturaleza es una excelente manera de calmar el sistema nervioso y mejorar la salud en general, ya que la naturaleza nos ayuda a mantener el equilibrio mental y emocional, factores clave en el cuidado del sistema nervioso. Se ha demostrado que pasar tiempo en la naturaleza reduce los niveles de estrés: estar rodeados de verde tiene un efecto calmante que ayuda a reducir el cortisol, una de las hormonas del estrés, y nos relaja. Como resultado, disminuye la ansiedad y mejoran tanto el estado de ánimo como el bienestar general, lo que repercute de modo positivo en el sistema nervioso. ¿Pero cómo se explica todo esto?

Nuestros antepasados (que, como vimos en el capítulo 5, eran cazadores y recolectores) aprendieron a distinguir el color de las bayas del follaje verde, ya que esto era esencial para su supervivencia. Aún percibimos el color verde con mayor facilidad debido a la forma en que nos llega la luz a los ojos. El ojo humano traduce las ondas de luz en color; las retinas detectan la luz entre longitudes de onda de 400 y 700 nanómetros, rango conocido como «espectro visible». Cada color primario corresponde a una longitud de onda distinta. El rojo tiene la longitud de onda más alta, el azul la más baja y el verde está justo en la mitad del espectro. Como nuestra precepción está mejor preparada para captar esa longitud de onda, las ondas de luz azules y rojas se realzan y se perciben mejor con la ayuda de las ondas verdes.

Asimismo, rodearnos de espacios verdes puede volvernos más longevos. Según un estudio de 2016, las mujeres que viven en un lugar con mucho verde o cerca de uno de estos lugares presentan una mayor esperanza de vida y gozan de mejor salud mental.[10] De acuerdo con los datos recabados, la tasa de mortalidad femenina es un 12 por ciento más baja en las zonas con más naturaleza. Los investigadores concluyeron que, cuantos más espacios verdes haya en una zona determinada, mayores serán las oportunidades de socializar al aire libre. Además, los entornos naturales son mejores para la salud mental que los espacios urbanos, ya que nos ofrecen un respiro de los constantes estímulos y exigencias de la vida moderna, en la que muchas veces estamos a merced de la tecnología. Cuando pasamos tiempo en la naturaleza, hay muchos menos estímulos que reclaman nuestra atención. Por eso, entramos en un estado de «fascinación suave» que no nos requiere mucho esfuerzo porque no nos concentramos en algo en particular, sino que nos permitimos deleitarnos en el entorno que nos rodea. Al restaurar la capacidad de prestar atención, mejoran el rendimiento cognitivo, la concentración y la claridad mental. Pasar tiempo en la naturaleza ayuda a aliviar la fatiga mental y restaurar los recursos cognitivos.

Es importante usar todos los sentidos (sentir la textura de las hojas, escuchar el canto de los pájaros o respirar aire fresco) para conectar con lo que nos rodea y habitar el presente. La tranquilidad, la belleza y la serenidad de la naturaleza nos levantan el ánimo, ya que nos inspiran sentimientos de felicidad, calma y satisfacción. Además, la naturaleza ofrece oportunidades para realizar actividad física y socializar, lo que aumenta los niveles de endorfinas y mejora el estado de ánimo.

Como vemos, la naturaleza repercute en el sistema nervioso de más de una forma: reduce el estrés, restaura la atención, mejora el estado de ánimo, promueve la atención plena, restaura la capacidad cognitiva, fomenta el equilibrio autónomo y conlleva varios beneficios para la salud física. El contacto con la naturaleza también ayuda a reequilibrar el sistema nervioso, ya que activa el sistema nervioso parasimpático, encargado de la respuesta de «descansar, reparar y digerir», que promueve la relajación, la digestión y la restauración.

La maravilla o «fascinación» es un estado emocional complejo caracterizado por una combinación de asombro, reverencia y una sensación de inmensidad o trascendencia que, por lo general, surge en respuesta al encuentro con algo que se percibe como extraordinario, notable o impresionante. Existen diversos estímulos que desencadenan la fascinación, como presenciar maravillas naturales, contemplar la inmensidad del universo o ser testigos de expresiones artísticas o culturales.

De ahí que sea tan importante no estancarnos en la rutina: frente a algo que nos fascina, nos sentimos pequeños, nos dejamos sorprender y conectamos con algo más grande que nosotros mismos. Esta experiencia supone alejar la atención de nuestras preocupaciones para enfocarnos en el momento presente. La admiración, la inspiración y la sensación de formar parte de algo que nos excede y que excede nuestros problemas conducen a emociones positivas y pensamientos expansivos, y ensancha nuestros horizontes. En mi caso, experimento estas sensaciones cuando contemplo una obra de arte, escucho música, participo en alguna actividad cultural, escucho un pódcast interesante, veo una buena película, entablo una conversación profunda, observo el ir y venir de las olas del mar y salgo a pasear por la naturaleza.

Si bien la fascinación es una experiencia subjetiva, algunos investigadores se han interesado en sus dimensiones psicológicas, cognitivas y fisiológicas, es decir, en cómo afecta el bienestar, los procesos cognitivos, el comportamiento social y la experiencia humana. Por ejemplo, en un estudio sobre la relación entre la fascinación y el bienestar[11] se observó que quienes reportaron experimentar más fascinación en el día a día tenían niveles más altos de emociones positivas, estaban más contentos con su vida y presentaban una atracción menor por los valores materialistas. También se detectó un vínculo entre la fascinación y los comportamientos sociales positivos y el sentido de conexión con los demás.

En esencia, los efectos de la naturaleza para el cerebro abarcan la reducción del estrés, la restauración de la atención, la mejora del estado de ánimo, los beneficios cognitivos, la plasticidad cerebral, el cuidado de la salud mental, los beneficios de la actividad física y las oportunidades para restaurar la atención y dirigirla por completo a una cosa. Por eso, acostumbrarnos a pasar tiempo en la naturaleza es fundamental para salud del cerebro y para vivir mejor.

CASO PRÁCTICO: NATALIE

Natalie vino a verme porque no era feliz. Su sobrepeso le ocasionaba problemas de salud, tenía problemas respiratorios y, cada tanto, caía en una depresión grave. Había hecho terapia durante gran parte de su vida adulta para superar sus traumas infantiles y le había sido de mucha utilidad.

Trabajaba para una empresa de tecnología de Estados Unidos de forma remota, por lo que su horario laboral excedía el de una jornada típica británica. Se acostaba a la una de la madrugada, ya que se quedaba viendo sus programas de televisión favoritos para relajarse. Pedía comida a domicilio todos los días y no salía mucho. Casi nunca se encontraba con alguien en la vida real. Me contactó porque su terapeuta actual le sugirió complementar las sesiones con algo que la hiciera enfocarse en el cuerpo.

Sin saberlo, Natalie había eliminado de su vida todos los factores que conducen al buen funcionamiento del sistema nervioso: respetar el ritmo circadiano, hacer algo de actividad física todos los días, comer frutas y verduras variadas, recuperarnos de los microfactores estresantes de todos los días, respirar despacio para serenarnos, contar con una comunidad que nos acompañe y tener un patrón de sueño regular. Empecé por enseñarle movimientos que podía incorporar a su rutina diaria. Tenía el cuerpo tenso, así que la ayudé a sentir dónde almacenaba la tensión y a dejarla salir. En cuanto a la postura, tenía una tendencia pronunciada a inclinarse hacia delante: solía tener la cabeza por delante de los hombros, que nunca estaban erguidos, lo que contribuía a sus problemas respiratorios. Usamos el movimiento para mejorar la respiración y comenzó a incorporar una serie de ejercicios durante los descansos de la pantalla.

Una vez que Natalie recuperó el control de su respiración y rebajó su nivel de estrés, le recomendé a un nutricionista que le enseñara a prepararse comidas sabrosas y nutritivas. También la puse en contacto con un entrenador personal que trabajaba con personas con problemas similares a los suyos. Así, comenzó a salir un par de veces a la semana y a crear una comunidad de apoyo. Le tomó un tiempo, pero por fin entendió la relación entre el movimiento, la comida, el sueño y el estado de ánimo. Fue un privilegio trabajar con ella, porque se comprometió con el proceso y respondió bien a los cambios. Bajó de peso y, lo que es más importante, aprendió a sociabilizar y darle más sentido a su vida. Incorporó herramientas para lidiar con los episodios de depresión y evitar que el desánimo escalara hacia algo más dañino.

Aprovechar la comida y la naturaleza para calmar el sistema nervioso

Ahora que sabemos cómo la naturaleza y la nutrición afectan al sistema nervioso, podemos hacer pequeños cambios para optimizar su funcionamiento. Por ejemplo, salir apenas nos despertamos para estar en contacto con el sol es una buena forma de indicarle al reloj interno que es de día. Acostumbrarnos a salir es un hábito muy saludable, ya que combina dos prácticas esenciales. No hay que mirar al sol directamente: el simple hecho de estar a la luz sin gafas oscuras basta para despertar el sistema. Por su parte, salir al anochecer nos ayuda a sintonizar los ojos con la luz que se apaga, lo que nos prepara para dormir.

También tenemos que levantarnos del escritorio con frecuencia y, de ser posible, salir y relajar los ojos. Incorporar descansos al aire libre nos ayuda a serenar el cerebro. Otro hábito muy saludable es no ir a caminar con el teléfono o, al menos, tenerlo apagado. Además, no es bueno pasar mucho tiempo en las redes sociales, ya que están llenas de estímulos.

En cuanto a la alimentación, conviene consumir alimentos no procesados. Cocinar es ideal para saber a ciencia cierta qué estamos ingiriendo. Hoy en día, hay muchos nutricionistas que comparten recetas sabrosas que incluyen una amplia gama de ingredientes de origen vegetal, por lo que vale la pena buscar esa información.

Ejercicio al aire libre

En este ejercicio, usaremos los ojos y el aire libre para serenar el sistema nervioso.

1. Si puedes, siéntate en un lugar con mucha naturaleza, desde donde se vea el horizonte. También puedes sentarte junto a una ventana que dé a un jardín o a un parque.
2. Siéntate con la espalda erguida y los pies en el suelo, estirando la columna. Baja los hombros despacio y cierra los ojos.
3. Inhala y exhala despacio, completando una respiración. Inhala y exhala dos veces más, hasta completar tres respiraciones. Abre los ojos despacio.
4. Extiende un brazo frente a ti. Relaja el codo y levanta el dedo índice.
5. Con delicadeza, dirige la mirada hacia el dedo levantado. Sigue respirando despacio.
6. Al inhalar, acerca despacio el dedo índice a tu nariz, hasta que esté a unos 15 cm. Al exhalar, haz que el dedo índice vuelva a su posición original. No dejes de mirar el dedo. Repite el ejercicio dos veces más.
7. Después de respirar tres veces moviendo el dedo, baja la mano.
8. Mira hacia el horizonte. Siente cómo los músculos de los ojos se relajan y la mirada se suaviza. Percibe cómo se te relaja también el rostro.
9. En esta posición, respira hondo tres veces.
10. Cierra los ojos. Inhala y exhala tres veces más. Después de tres respiraciones, descansa. Relaja los ojos y, sin mover la cabeza ni los ojos, imagina que expandes tu visión hacia arriba, abajo, izquierda y derecha. Relájate, deja que tu mirada sea suave y nota cómo te sientes.

Qué has aprendido en este capítulo

- La alimentación influye en el sistema nervioso y el estado de ánimo. Es importante comer al menos treinta plantas distintas a la semana.
- Para cuidar la salud del cerebro, tenemos que consumir alimentos naturales sin procesar.
- Los ultraprocesados son muy malos para la salud.

- Nos conviene estar al aire libre la mayor cantidad de tiempo posible, sobre todo a primera hora de la mañana, a la hora del almuerzo, cuando hacemos una pausa del trabajo y al anochecer.
- Tenemos que darle espacio a la fascinación, que nos hace dejar de lado nuestros problemas al menos por un rato y nos conecta con el mundo.

En el próximo capítulo, nos centraremos en la conexión: con nosotros mismos, con los demás y con el entorno. Pero antes sal a disfrutar, contemplando el mundo con ojos relajados y el teléfono en silencio en el bolsillo.

8

La conexión

Al final, estas son las cosas que de verdad importan:
¿has amado? ¿Tu vida ha sido plena? ¿Has sabido perdonar?

Jack Kornfield, *Buddha's Little Instruction Book*
(«Pequeño manual de instrucciones del Buda»)[1]

Hace unos años me mudé de Londres, donde nací y crecí, a una ciudad costera en el sur de Reino Unido. Quería más espacio, un jardín y poder caminar todos los días hasta el mar para pensar mirando el horizonte. Cuando llegué, me embargó la sensación de alivio y paz que anhelaba, pero también me di cuenta de que otra cosa que buscaba era una comunidad a la que pertenecer. Había vivido en el mismo edificio durante veinte años, en el oeste de Londres. Los demás apartamentos eran de alquiler, por lo que los vecinos iban y venían. Como disfrutaba del anonimato de la vida londinense, siempre había sido reacia a entablar vínculos con ellos. Me había criado en una parte de la ciudad, salía por otra, trabajaba en distintas discotecas, bares y tiendas, y más tarde abrí una cadena de gimnasios en el centro. Tenía distintos grupos de amigos en cada rincón. Me encantaba esa libertad, esa capacidad de mutar y transformarme, de forjar una identidad independiente del lugar donde vivía. No quería cargar con la responsabilidad de mantener muchos vínculos.

Me enorgullecía de ser autosuficiente, porque para vivir en una ciudad hace falta ponerse una suerte de armadura. No hay que hacer contacto visual en el transporte público o en las calles para evitar cualquier tipo de confrontación. Además, conectar con tantas personas al día sería agotador, por lo que uno se pone los auriculares y se aísla del mundo. También se adquiere la habilidad de abrirse paso entre una multitud sin tocar a nadie para ir de un punto «a» a un punto «b». En la ciudad, aprendemos a esquivarnos. En cambio, en los pueblos más pequeños, las personas sonríen, se desean los buenos días y se toman un tiempo para conversar con sus vecinos. Y yo he llegado a una etapa de mi vida en la que disfruto y valoro ese nivel de conexión con los demás.

Según afirma el antropólogo británico Robin Dunbar, existe una relación entre el tamaño del cerebro y el de los grupos sociales a los que pertenecemos. Al estudiar a los primates no humanos, llegó a la conclusión de que el tamaño de la parte del cerebro relacionada con la cognición y el lenguaje es proporcional al de los grupos sociales a los que pertenece el individuo. El cerebro evoluciona cuando pasamos de un entorno a otro, ya que se adapta para sobrevivir en grupos grandes y complejos. De acuerdo con Dunbar, podemos establecer lazos significativos con hasta ciento cincuenta personas, cifra conocida como «el número de Dunbar».

Nuestras vidas se entrelazan con las de los demás. Las personas necesitamos forjar tres tipos de relaciones: con nosotros mismos, con los demás y con nuestro entorno. Cuanto menos nos ocupamos de estos vínculos, más incómodos tendemos a sentirnos.

La relación con los demás

Como vimos en el capítulo 4 al hablar del tacto, los bebés desarrollan un gran apego con sus cuidadores, y esta relación es fundamental para el desarrollo del cerebro. La relación entre la madre y el bebé comienza a gestarse antes del nacimiento. Los recién nacidos prefieren la voz de su madre a la de cualquier otra persona, ya que la escucharon en el vientre. Cuando la madre responde al bebé con ternura y calidez, este tierno intercambio ayuda al desarrollo el cerebro del bebé. El apego es esencial para los seres humanos. Sin apego a los cuidadores, el cachorro humano no sobrevive. También podríamos decir que el apego es sinónimo de amor.

En las sociedades de cazadores y recolectores de la antigüedad, los niños siempre estaban en la naturaleza con sus padres y muchos otros adultos. Así, el cerebro de los bebés aprendía a autorregularse imitando a los adultos que los rodeaban. En cambio, en las sociedades occidentales modernas, las familias suelen ser más pequeñas (dos progenitores y sus hijos), y las mujeres siguen haciéndose cargo de la mayor parte del cuidado de los niños y las tareas domésticas. La crianza de los bebés en una familia tradicional supone mucho estrés, ya que el padre está en el trabajo y la madre suele estar sola en casa cuidando de un recién nacido que depende de ella por completo. Antes de que nos mudáramos a las ciudades, los niños se criaban en comunidades multigeneracionales donde la madre tenía una red de apoyo para hacerse cargo de los hijos. Las madres necesitan ayuda para descansar después del parto y para aprender de la sabiduría de las que ya han dado a luz y formado a sus propias familias. Evolucionamos para trabajar en comunidad y cooperar con otros; desde que dejamos atrás las tribus, la vida a menudo se vuelve muy difícil.

No estoy sugiriendo que volvamos a la prehistoria, pero sin duda tenemos mucho que aprender de lo que perdimos, es decir, de la conveniencia de pertenecer a una comunidad intergeneracional que mantiene y nutre a quienes la integran.

En las culturas industriales modernas, se normaliza la carga física y mental que recae sobre la madre, que asume toda la responsabilidad por la comida, el entretenimiento, el amor y la regulación emocional de los hijos, lo que no es ni saludable ni sostenible. ¿Qué les estamos enseñando a nuestras hijas e hijos? Me acuerdo de darme cuenta de niña de la presión a la que estaba sometida mi madre y de llegar a la conclusión de que eso no era para mí. Maternar sin ningún tipo de apoyo me parecía una tarea estresante por la que no se recibía ningún tipo de reconocimiento. Muchas de mis amigas se sienten igual, y varias amigas con hijos me han confesado que las perturba que sus necesidades queden relegadas al último lugar.

En el caso de los huérfanos rumanos de los que ya hemos hablado, se demostró que quienes no tuvieron contacto con los cuidadores, además de cuando los alimentaban y cambiaban, sufrieron consecuencias psicológicas durante el resto de sus vidas. Estas consecuencias se atenuaban más o menos según a qué edad los habían adoptado: quienes hallaron una familia antes de los seis meses tuvieron un desarrollo normal y alcanzaron un coeficiente intelectual promedio, pero los que fueron adoptados después de ese período formativo presentaron dificultades para entablar vínculos emocionales con los demás y alcanzaron un coeficiente intelectual más bajo. Cuando nacemos, el cerebro no está formado del todo, por lo que las primeras experiencias son cruciales para su desarrollo.

La relación con los demás y con el mundo es tan importante para el bienestar como los ejercicios de regulación del sistema nervioso. Cuando vivimos con otros, regulamos el sistema nervioso de los demás y ellos regulan el nuestro.

Todos contamos con una serie de redes cerebrales para la cognición social, donde se almacena y procesa información sobre las personas que nos rodean. La red de la amígdala, por ejemplo, detecta y procesa los estímulos que reclaman nuestra atención, como la voz de nuestra pareja, a diferencia de la de un desconocido. Las redes mentalizadoras del cerebro se activan cuando pensamos en los sentimientos de los demás y la red de la empatía, cuando nos preocupamos por el mundo interno de las otras personas. Por su parte, usamos la corteza motora al reflexionar sobre las acciones de quienes nos rodean, incluidas sus expresiones y movimientos emocionales. Cuando entablamos un vínculo con alguien, se produce un proceso de corregulación, mediante el cual cada uno hace las veces de sostén para el otro y esas cuatro redes trabajan en conjunto.

La corregulación emocional es un proceso dinámico y recíproco que tiene que ver con cómo las personas moldean los estados emocionales de los demás al interactuar con ellos y que comprende la sincronización de las emociones, las señales no verbales y las respuestas empáticas entre los individuos, a fin de regular y mantener el bienestar emocional. Este proceso es fundamental para fomentar la conexión y el apoyo emocional, lo que pone de relieve que los humanos somos seres sociales que conectamos mejor cara a cara. A menudo, la soledad es el primer paso hacia la angustia emocional. ¿De dónde sacamos la idea de que la autosuficiencia conduce al éxito?

Tanto el amor como la soledad tienen un impacto muy profundo en nuestro estado físico y mental.

La relación con nosotros mismos

¿Has oído hablar del «cerebro reptiliano»? Este término se refiere a la parte del cerebro que toma el mando cuando actuamos de modo instintivo e irreflexivo, vestigio del proceso evolutivo que nos dio forma.

El modelo del «cerebro triúnico» se remonta a la década de 1960: en esencia, postula que el cerebro está compuesto de tres capas, cada una de las cuales corresponde a un período determinado de la evolución.[2] El cerebro reptiliano es la capa más antigua y profunda, y alberga nuestros instintos más básicos. También tenemos el «sistema límbico», heredado de los mamíferos inferiores, que recubre el cerebro reptiliano y está regido por las emociones. Por último, la capa externa es el cerebro humano, que racionaliza y razona. De acuerdo con esta teoría, la batalla interna e implacable entre las emociones y el cerebro racional se explica por el proceso de evolución del cerebro. Solo una salvedad: la comunidad científica está de acuerdo en que esta teoría es incorrecta.

Sin duda, es liberador saber que no estamos a merced de la parte más antigua del cerebro y que no tenemos que destinar recursos valiosos para mantenerla a raya. Somos los únicos responsables de la forma en la que vivimos. Por supuesto, hemos aprendido ciertos comportamientos, pero somos capaces de modificarlos: yo puedo dar testimonio de eso, al igual que muchos de mis clientes.

Por ejemplo, muchas veces una voz interior nos repite que no tenemos suficiente dinero, que nos vemos viejos, gordos o demasiado delgados, o que no tenemos talento para nada. Que, en comparación con la de nuestros amigos y familiares, nuestra vida es un desastre. Esta voz incesante insiste una y otra vez en que estamos tirando nuestra vida a la basura. Intentar acallarla es agotador y nos pone de peor humor, por lo que acabamos cediendo y prestándole atención. Sin embargo, hay distintas estrategias para que no nos afecte tanto. Tal vez podemos bautizarla con el nombre de alguien cuya opinión no nos importa o darle un tono agudo y exagerado: al no reconocer esa voz como nuestra, es más fácil decirle que cierre la boca. Otra idea es recordar nuestros logros y todas las situaciones en las que actuamos con valentía, como haríamos si alguien nos hiciera todas esas acusaciones.

Recuerda que allí donde ponemos la atención, ponemos la energía. Es clave ser conscientes de a qué le prestamos nuestros oídos y recordar que somos dueños de nuestra atención, algo fundamental en esta cultura donde abundan las noticias sobre cosas que *a priori* no nos interesan, pero de las que recordamos hasta el detalle más insignificante porque lo repiten en todas partes. Por ejemplo, ¿cuánto sabes sobre Jennifer Aniston, la actriz que interpreta a Rachel en la serie estadounidense *Friends*? Además de haber visto su corte de pelo por todos lados, es posible que sepas que se la considera desafortunada en el amor, que es muy rica, que tiene unas casas hermosas, que adora el yoga, que tiene un cuerpo envidiable y que sigue luciendo despampanante en bikini a los cincuenta. Sabemos todo esto porque los medios de comunicación dirigidos a las mujeres han difundido tanta información sobre ella que hasta existe una neurona que se activa cuando vemos un artículo sobre su vida amorosa, su cuerpo, su estilo de vida o su cabello. El sitio donde se ubica esta neurona varía de persona a persona, pero todo este volumen de información ha creado una imagen de Jennifer Aniston en nuestro cerebro. Con el auge de las redes sociales, que nos bombardean de información incluso más que los medios tradicionales, ni siquiera tenemos que comprar una revista: quizá abrimos el teléfono para ver las fotos de las vacaciones de una amiga en Instagram y, de la nada, estamos atrapados en un vórtice de contenido de todo tipo. Desde la cultura pop hasta los perros que buscan hogar, hay un sinfín de imágenes que reclaman nuestra atención, que, podríamos argüir, es nuestro bien más preciado.

Las redes sociales han transformado de forma radical el modo en el que nos comunicamos, relacionamos, aprendemos y compartimos información con el mundo. En enero de 2023, en Reino Unido, más de 57 millones de personas declararon tener una cuenta en alguna red social. Entre ellas, las plataformas de vídeo fueron destacadas como las preferidas. En TikTok, la red social número uno, el tiempo de uso promedio es de veintisiete horas al mes. Como lo más habitual es conectarse a estas aplicaciones a través del teléfono móvil, se puede acceder al contenido desde cualquier sitio. Las redes sociales han transformado la forma en que funciona el cerebro. Según datos recientes, el tiempo promedio de uso del móvil es de tres horas y quince minutos al día. Además, una de cada cinco personas lo usa durante más de cuatro horas y media al día.

Esta estimulación constante hace que las neuronas estén activas todo el tiempo, lo que modifica la estructura neurológica del cerebro. Las consecuencias para la atención son muy graves. En el capítulo 1, vimos que en ciertas regiones de la corteza cerebral (la capa externa del tejido de células nerviosas del cerebro) se traza una suerte de mapa de la superficie del cuerpo; en particular, la corteza motora planifica y crea contracciones motoras en los músculos, y la corteza sensorial procesa y racionaliza la información recabada por los sentidos. Cada persona tiene un mapa distinto, que se modifica de acuerdo con sus experiencias. Los mapas sensoriales y motores dependen en gran medida de nuestros hábitos. Así, el mapa de las manos de un pianista será muy distinto al de una persona promedio, teniendo en cuenta la forma en que usa las manos y los dedos. Esto se debe a la neuroplasticidad, es decir, la capacidad del cerebro de adaptarse a lo largo de la vida.

Cuando usamos las redes sociales, nos exponemos a un sinfín de vídeos que compiten por nuestra atención, al igual que los textos, anuncios, ventanas emergentes, subtítulos, comentarios y me gusta. Al procesar este aluvión de información, nuestra concentración va pasando por todas estas fuentes de información, lo que implica que el cerebro está abocado a más de una tarea todo el tiempo y va perdiendo la capacidad de enfocarse en algo puntual. Los investigadores sostienen que, con el tiempo, esto disminuye el tamaño de las partes del cerebro asociadas con mantener la concentración en una sola cosa, por lo que cada vez es más difícil ignorar las distracciones, en detrimento del desempeño cognitivo. Cuando nos habituamos a fragmentar la atención, entrenamos al cerebro para que se distraiga con facilidad. En este sentido, controlar dónde ponemos los ojos es un superpoder.

Además, cuanto más usamos las redes sociales para registrar y compartir nuestras experiencias, mayor es el riesgo de no crear recuerdos reales, ya que las redes afectan a la memoria transactiva, es decir, la capacidad de procesar información y almacenar recuerdos. Las redes sociales están diseñadas para ser adictivas y regulan nuestras respuestas sociales y emocionales. Las personas de menos de treinta años que usan mucho estas plataformas suelen compararse con sus contactos: los «me gusta» y los comentarios positivos activan los centros de recompensa del cerebro y su ausencia genera ansiedad, tristeza o depresión.

Si bien no solo nos comparamos con los demás mediante las redes sociales, el procesamiento emocional es mucho más rápido a través de una pantalla que cara a cara. Hay estudios que demuestran que las interacciones positivas y negativas en internet influyen en cómo nos comportamos en el mundo real. Un ejemplo muy claro es la representación hiperrealista de la figura humana fomentada por esa moda de remarcar el contorno del rostro con maquillaje, que se ve bien en cámara pero, cuando estamos frente a frente, parece una máscara. Los niños pequeños tienen una «pose de *selfie*» que adoptan apenas ven una cámara. No permitirnos ser nosotros mismos perpetúa el ciclo de comparación, lo que nos hace estar insatisfechos, ya que creemos que nuestra vida no es lo suficientemente buena.

CASO PRÁCTICO: CARLY

Carly vino a verme porque tenía ansiedad crónica. Era creadora de contenido, por lo que siempre estaba con la cabeza en el trabajo.

Había tenido unos años muy exitosos en los que había firmado contratos con marcas increíbles de todo el mundo, pero eso afectó su bienestar. Solía estresarse al pensar en los clientes y le resultaba difícil conciliar el sueño, ya que seguía pensando en sus obligaciones y compromisos. Además, le costaba no darle vueltas a los comentarios que recibía en las publicaciones. Me explicó que es muy fácil hacer o decir algo que ofenda al público.

A Carly le gustaba estar en movimiento, vivir experiencias interesantes, hacer cosas. No tenía ningún espacio para estar tranquila, para contemplar o estar en silencio. Por eso, durante las sesiones hicimos hincapié en incorporar hábitos sencillos que la ayudaran a abrirse a la reflexión. Hasta ese momento, el cuerpo de Carly había estado hablando por medio de tensiones, rigideces y una mandíbula apretada, pero ella no le prestaba atención. Con el tiempo, estos hábitos le provocaron una lesión crónica en el hombro, dolores de mandíbula y, más tarde, problemas para respirar, por lo que a veces tenía que jadear para tomar aire.

Cuando llevamos una vida acelerada, es muy difícil quedarnos quietos, así que le enseñé distintos ejercicios que la ayudaron a moverse más despacio, de forma coordinada, para acallar el ruido que tenía en la cabeza y escuchar lo que el cuerpo quería decirle. Ahora, Carly cuenta con una serie de ejercicios personalizados que puede realizar cuando desea mientras viaja por todo el mundo. Tiene ejercicios para cuando se levanta, para antes de dormir y para los momentos estresantes. Todos ellos la ayudan a lidiar con sus sentimientos, por lo que ya no intenta taparlos para seguir trabajando. Se había acostumbrado tanto al malestar que no concebía otra forma de vivir, pero ahora ha descubierto cómo estar cómoda con su cuerpo y sabe cómo sintonizarse con él. Además, organiza mejor su tiempo, por lo que está conectada solo en algunos momentos del día, mientras que en otros se enfoca en crear contenido, y se asegura de tener al menos un día libre a la semana.

Su pareja también está más feliz, ya que antes sentía que no compartía tiempo de calidad con Carly. Ahora que ha aprendido a regular las emociones para calmar la ansiedad, Carly ya no rechina los dientes y duerme mucho mejor.

Estamos tan acostumbrados a pasar la mayor parte del día en internet que es habitual ver parejas o familias cenando en un restaurante, cada uno en su propio mundo, con los ojos fijos en la pantalla y no en los demás. Mi cachorro me quita el teléfono de la mano si siente que no le estoy prestando atención, y los niños pequeños saben cuándo no estamos pendientes de ellos. Una vez, un emprendedor de sistemas me comentó que su hijo solía pasarle la mano por delante de la cara para ver si cambiaba de expresión.

Nuestra forma de actuar influye en quienes nos rodean. En el mundo de hoy, estar presentes es fundamental, tanto para nosotros como para las personas con las que compartimos nuestra vida.

Aprender a prestar atención

El primer paso para estar presentes es reducir las distracciones que reclaman nuestra atención, como las redes sociales. En mi caso, he incorporado distintos hábitos que me ayudan a usar menos el teléfono. Siempre lo apago por la noche y lo vuelvo a encender al día siguiente cuando voy a revisar los mensajes, que suele ser a eso de las once de la mañana. Otra idea es limitar el tiempo de uso del teléfono a treinta o cuarenta y cinco minutos al día y ceñirnos a una franja horaria para usar las redes sociales, lo que no solo es mucho más sano, sino que también permite que el cerebro se concentre en una cosa a la vez. Decidir de antemano cuándo usaremos el teléfono móvil implica que nosotros controlamos el dispositivo, y no al revés.

Además, no suelo ver la tele: de hecho, durante la mayor parte de mi vida adulta no tuve televisión. No miro las noticias ni las escucho todos los días. Necesito paz y momentos de contemplación para pensar, planificar y ser. Escucho pódcast que me hacen pensar, disfruto de la música, voy al cine y leo bastante. Sin miles de estímulos alrededor, vivo mucho más tranquila.

Cuando buscamos el espacio para prestar atención a una sola cosa, evitamos la sobrecarga de información. En general, nuestros sentidos captan millones de bits de información por segundo, que son un verdadero bombardeo para el cerebro. Contamos con neuronas específicas que procesan todos esos datos, pero el cerebro es incapaz de analizar cada uno en detalle. Por eso, tenemos una serie de filtros de atención que realizan un procesamiento selectivo y deciden qué información es esencial, a fin de asignarle recursos de atención, algo fundamental para el aprendizaje.

Cuando elegimos concentrarnos en algo, en el cerebro se produce un efecto dominó, ya que prestar atención supone un proceso de selección en el que ciertas redes neuronales específicas se activan, mientras que otras pasan a un segundo plano. Este proceso se denomina «atención selectiva». Cuando las neuronas encargadas de prestar atención se abocan a la información que consideramos importante, potencian su procesamiento, lo que activa más neuronas y conduce a un aumento de la sinapsis dentro de esas redes. Al mismo tiempo, se inhiben o suprimen otras redes neuronales que competirían con las que estamos usando o que son irrelevantes, por lo que se reduce su influencia en la cognición y la percepción. Se ha demostrado que nuestro modo de concentrarnos en algo transforma el cerebro; así, pasamos de la hipervigilancia a un estado de calma y consideración.

En un estudio, se analizó el efecto de adquirir una nueva habilidad (hacer malabares) en la estructura cerebral de los participantes.[3] Al observar el cerebro mediante resonancias magnéticas, los investigadores se dieron cuenta de que después de tres meses de entrenamiento intenso, había aumentado el volumen de materia gris en el área temporal media asociada con el procesamiento visual del movimiento. Estos cambios estructurales son una consecuencia de la neuroplasticidad, la capacidad del cerebro para adaptarse en respuesta a las experiencias. Este tipo de hallazgo demuestra que, pese a que antes se pensaba que el cerebro adulto no seguía evolucionando, sí tenemos la capacidad de alterar la forma en que respondemos a las cosas o, en otras palabras, que podemos cambiar las representaciones que tenemos de nosotros mismos.

Otro recurso para agudizar la atención es la meditación de atención plena o *mindfulness*, que se ha vuelto cada vez más popular en los últimos años. Esta técnica retoma las enseñanzas del budismo sobre la práctica contemplativa, que nos permite tomar consciencia de cada momento. Se ha demostrado que a largo plazo la práctica de la meditación aumenta la resiliencia al estrés y la compasión. Sin duda, también es muy buena para la salud mental, aunque las investigaciones apuntan a que otras prácticas, como el ejercicio y la terapia, son igual de beneficiosas.[4] Esta es una buena noticia para aquellos a los que no se les da muy bien la meditación: no es la única manera de acceder a un estado contemplativo. Pienso, por ejemplo, en algunos de mis clientes neurodivergentes, en los que acarrean traumas profundos y en los que tienen párkinson. En vez de meditar, les enseño a balancearse en sintonía con la respiración, y eso es igual de efectivo a la hora de serenarse.

Hay muchas formas de meditar, desde concentrarse en la respiración o ir enfocándose en las distintas partes del cuerpo una a una, hasta realizar actividades más complejas, como contemplar los propios pensamientos o concentrarse en un objeto. Sin embargo, algo que se repite en todos los ejercicios de meditación y conciencia es que primero hay que hacer hincapié en la respiración y que cuando nos dispersamos durante un ejercicio (y esto siempre ocurre), hay que volver la atención al presente. Si seguimos estas dos reglas y aprendemos un par más, podemos meditar en cualquier sitio.

Sin embargo, a muchos de mis clientes les frustra no poder meditar y sienten que han fracasado: es importante entender que, aunque esta práctica se haya vuelto muy popular en los últimos tiempos, a algunos les cuesta más que a otros. Algunas personas están muy en sintonía con su interocepción, mientras que otras tienen el oído muy desarrollado o pueden visualizar. Si notas que algún tipo de meditación no te funciona, no te eches la culpa. Es cuestión de encontrar algo que se adapte a tus necesidades.

A mí, por ejemplo, no me funcionan los ejercicios en los que hay que seguir muchas reglas: cuanto más estrictos sean, menos probable es que los haga con frecuencia.

El origen de la meditación se remonta a los monasterios, donde la vida comunitaria (incluidas las tareas como cocinar y limpiar) giraba en torno a la contemplación. Como su rutina les permitía estar en movimiento en distintos momentos del día, les era mucho más sencillo sentarse en silencio.

Es indispensable comprender este contexto: así, entendemos por qué a las personas que tienen demasiadas cosas en la cabeza suele costarles meditar, ya que sentarse en silencio les resulta abrumador. Lo que le sirve a una persona no necesariamente le sirve a otra, y que algo nos resulte útil una vez no quiere decir que siempre vaya a servirnos. Al trabajar con clientes con distintos tipos de cerebros, he aprendido a adaptarme para brindarles las herramientas que necesitarán en cada caso.

Al contemplar, prefiero desconectar la mente: siento que la idea de la atención plena nos hace caer en la trampa de querer hacer más; en cambio, la desatención plena supone un no hacer. Disfruto de no pensar, de aflojar los nudos que tengo en la cabeza mientras ocupo las manos en la jardinería o salgo a caminar por la naturaleza y me deleito en el mundo que me rodea. Si estoy en un tren, prefiero dejar de lado el teléfono y disfrutar del paisaje mirando por la ventana. En vez de exigirle al cerebro que esté pendiente de todo y analice cada acción, divagar nos ayuda a relajar la mente.

¿No te pasa que a menudo encuentras la solución a algo que te viene carcomiendo el cerebro cuando dejas de pensar en ello? Cuando estoy de vacaciones, suelo tener ideas que jamás se me ocurrirían frente al ordenador, por mucho que me esforzara. Las pausas son importantes. Además, cuando queremos aprender algo, dormir nos permite procesar la información y hace que seamos menos propensos a olvidarla.

Para aprender, el cerebro necesita menos actividad y más reposo, ya que así lo requiere la red neuronal por defecto (RND). La RND es una red de regiones cerebrales que se activan cuando no nos enfocamos en algo en particular. Se cree que desempeña un papel importante en la reflexión, la introspección y la imaginación.

Cuando pensamos o hacemos algo de forma activa, la RND se inhibe para que el cerebro se concentre en la tarea que tiene entre manos. En cambio, cuando descansamos, la RND se activa.

Existen distintas teorías sobre por qué el cerebro aprende cuando descansamos. Una de ellas plantea que la RND se encarga de crear un «mapa mental» del mundo que se actualiza a partir de nuestras nuevas experiencias. Cuando nos relajamos, la RND procesa la información recibida y la almacena en la memoria a largo plazo.

Según otra teoría, la RND se relaciona con la autorreflexión y la introspección. Al descansar, tenemos tiempo para pensar en nosotros mismos y en nuestro lugar en el mundo, lo que nos ayuda a aprender y a crecer como personas.

Por último, también se cree que la RND es importante para la imaginación y la creatividad, ya que, cuando descansamos, dejamos que la mente divague con libertad, lo que despierta nuevas ideas y puede llevarnos a hallar soluciones para nuestros problemas.

Aún se está estudiando cómo hace el cerebro para aprender mientras descansamos, pero las investigaciones sugieren que el reposo es central para el proceso de aprendizaje.[5] Cuando descansamos, el cerebro organiza los recuerdos, genera nuevas conexiones neuronales y resuelve problemas. De esta manera, mejoramos la cognición y la creatividad. Quizá es paradójico, pero para poder prestar más atención debemos tener momentos de no prestarle atención a nada.

El cerebro no es el único que necesita descansar: el cuerpo también necesita pausas. Para concentrarnos, necesitamos dormir bien, ya que de otro modo no podremos estar alerta. Las investigaciones sugieren que el sueño ayuda al aprendizaje y la memoria de dos maneras distintas. En primer lugar, si no dormimos, no podemos prestar atención y, por ende, aprender de manera eficiente. En segundo lugar, el sueño desempeña un papel clave en la consolidación de la memoria, que es esencial para incorporar nuevos conceptos. En un estudio, se analizaron los efectos de la falta de sueño en las redes atencionales: tras permanecer veinticuatro horas despiertos, los participantes realizaron tareas que exigían atención mientras se les hacía una resonancia magnética funcional. Los resultados demostraron que la falta de sueño condujo a deficiencias de atención significativas y a alteraciones de la conectividad funcional y de los patrones de activación dentro de las redes atencionales del cerebro.

Ahora que entendemos que el movimiento y la actividad sirven para serenar el cerebro y el resto del sistema nervioso, veamos la importancia de incorporar hábitos que nos ayuden a regular las emociones.

Cómo transformar el sistema nervioso

Tras hablar sobre la atención y los ejercicios de atención y desatención plena, veamos su importancia a la hora de transformar el sistema nervioso.

Pero ¿por qué querríamos cambiar el sistema nervioso? Como hemos visto en muchos de los casos prácticos que hemos analizado, los sentimientos de ansiedad, estrés y demás emociones negativas tienen que ver con nuestras experiencias, que sientan las bases para las predicciones en las que se apoya el sistema nervioso. A veces, creemos que estamos estresados porque tenemos mucho trabajo o cosas que hacer en casa, pero tal vez el estrés se deba a que el sistema nervioso está evocando sentimientos incómodos arraigados en algo que nos pasó hace mucho tiempo. Cuando esto ocurre y esos sentimientos nos impiden disfrutar de la vida, resulta necesario transformar el sistema nervioso. La neuroplasticidad nos permite aprender cosas nuevas, pensar de manera diferente, minimizar las experiencias dolorosas y adaptarnos a lo que nos depare la vida. Además, tenemos funciones vitales, como la frecuencia cardíaca, la digestión y la respiración, diseñadas para nuestra supervivencia.

Como la plasticidad cerebral es mayor en las etapas iniciales del desarrollo, desde el nacimiento hasta los veinticinco años, en ese período el sistema nervioso se adapta a las experiencias, observa qué necesitamos para sobrevivir en nuestro entorno y aprende a reaccionar de determinada manera. La plasticidad del desarrollo permite que el sistema forme nuevas conexiones y elimine las conexiones que no necesita. En esta etapa, se arraigan tanto las experiencias positivas como las negativas.

Después de los veinticinco años, el aprendizaje no es tan maleable como cuando somos jóvenes, por lo que transformar el sistema nervioso requiere un esfuerzo activo. Para enseñarle al sistema nervioso a reaccionar de forma distinta, necesitamos cambiar nuestra manera de aprender.

En este sentido, el primer paso es tomar conciencia de cómo nos sentimos frente a determinadas circunstancias y de qué cambio estamos buscando, ya que entonces el cerebro segregará ciertas sustancias químicas que harán que esto sea posible.

Veamos un ejemplo. De pequeña solía morderme mucho las uñas, tanto que sangraban y me dolían durante días. Era una forma de dejar de pensar, quizá hasta un intento de entrar en un estado de contemplación, aunque tengo que admitir que no era la mejor manera de conectar con el cuerpo. Al crecer y convertirme en una mujer de ciudad con trabajos importantes, sentí que mis dedos desmentían la imagen que intentaba proyectar, de alguien que lo tenía todo bajo control. Aprovechando la moda de las uñas de gel, me hice una manicura completa y dejé crecer las uñas reales debajo de las postizas. Así, cuando me sacaron el gel, dejé de morderme las uñas. Pese a haberme aferrado a aquel hábito durante veinticinco años, pude tomar la decisión de parar y aprender otras formas de serenarme. De todos modos frente a algunas situaciones extremas, como la muerte de mi padre y la agitación que hubo en Estados Unidos tras el asesinato de George Floyd, volví a morderme las uñas, mi sistema para calmarme por defecto. No es posible desaprender hábitos en la adultez, sino que nos limitamos a reemplazarlos con nuevos comportamientos.

El sistema nervioso cambia cuando se segregan ciertos neuroquímicos, lo que fortalece o debilita los lazos entre las neuronas activas. Si nos enfocamos en lo que queremos aprender y en lo que estamos tratando de cambiar, aquello a lo que le prestamos atención despertará la neuroplasticidad para esa cuestión en concreto.

La sustancia química que se segrega cuando nos concentramos en algo es la misma que aparece en momentos de estrés; en el primer caso, el cerebro produce epinefrina, que es la misma sustancia química que denominamos «adrenalina» cuando proviene de las glándulas suprarrenales. Otra sustancia química del cerebro que filtra la información sensorial es la acetilcolina, que actúa como un foco de luz que destaca aquello a lo que le prestamos atención. Esta sustancia se genera en otra área del cerebro y, junto con la epinefrina, hace posible la transformación del sistema nervioso. Por lo tanto, la capacidad de sintonizarnos con cómo nos sentimos es central a la hora de aprender a serenarnos.

La relación con el entorno

Vivimos rodeados de mentiras. Para vendernos cosas que no necesitamos, la publicidad intenta hacernos sentir mal con nosotros mismos y con el mundo que hemos creado. Nos dedicamos a comprar productos y experiencias en un afán de darle sentido a la vida y dedicamos muy poco tiempo a la introspección. Así, nos volvemos consumidores pasivos, empecinados con «estar al día» con la versión de nosotros mismos que queremos proyectar, alejándonos más y más de nuestra verdadera esencia y perdiendo el control sobre nuestra propia vida. Por eso, es importante recordar que hay otras formas (sociales, políticas, económicas y ecológicas) de conectar con nuestro entorno.

No es de extrañar que comprar más y más en un intento de estar más tranquilos sea extenuante: la emoción de lo nuevo dura poco y enseguida le echamos el ojo a algo más. ¿Cuántas industrias dependen de que nos sintamos insatisfechos? Pensemos en la industria de la belleza, la moda y el estilo de vida. Todo está diseñado para que queramos más. Antes, cuando estaba triste, compraba vestidos caros por internet y jugaba a combinarlos con algunos de mis accesorios. Después, los devolvía, ya que la adrenalina había sido suficiente para sentirme mejor. La emoción estaba en tener algo nuevo en las manos. Ahora soy consciente de que existen muchas otras formas de serenarnos y de que es posible buscar alternativas más sostenibles y enriquecedoras para encontrar la paz.

Si oponemos resistencia al mensaje de que comprar más nos hará sentir mejor, recuperaremos el control sobre nuestro bienestar y alegría de vivir. Nuestras acciones importan. Nuestra forma de consumir, también. Para conectar con el entorno, no podemos ignorar las implicaciones éticas de nuestra actitud frente al consumo.

¿Quién confeccionó el vestido que compramos para aquella fiesta? Lo más probable es que haya sido una mujer del otro lado del mundo, a la que le pagaron poco y carece de derechos laborales. Cada año, la industria de la moda genera 92 millones de toneladas de residuos de ropa en todo el mundo, lo que provoca medio millón de toneladas de microplásticos. El 57 por ciento de la ropa desechada va a parar a un basurero. Además, el 93 por ciento de las marcas no pagan salarios dignos a quienes producen sus prendas.[6] En Reino Unido, donde vivo yo, se compra más ropa que en cualquier otro país de Europa.

Quizá conozcas el concepto de «karma», que proviene de la filosofía yóguica y que se refiere a la relación entre nuestras acciones y sus consecuencias. Todo lo que hacemos deja una huella en las personas con las que nos relacionamos, tanto en nuestra comunidad como en el resto del mundo. Por eso, al conectar con el entorno tenemos que prestar atención a cómo vivimos.

Muchas veces, la versión moderna de las prácticas espirituales está contaminada por la cultura a la que una vez intentaron ayudar. Las empresas se apropian de la atención plena para promover la productividad, los profesores de yoga promocionan marcas de ropa deportiva y hay todo un mercado emergente en torno a supuestos gurús espirituales. En Estados Unidos, la industria de los servicios psíquicos (que abarca la quiromancia y la lectura de cartas del tarot) mueve unos 2.000 millones de dólares al año. Algunas marcas centran sus campañas publicitarias en sus valores para venderle a la generación Z. En lugar de cuidarnos para cuidar también a los demás, perseguimos sin cansancio la autosuperación como un bien en sí mismo.

Algunos de mis clientes, por ejemplo, hicieron yoga durante muchos años, meditaban, salían a correr y hacían ejercicio, pero aún se sentían desconectados de sí mismos, de sus familias, de su trabajo y de un propósito que no estuviera ligado al hacer, sino a los valores. Otros clientes, por su parte, estaban tan obsesionados con trabajar y trabajar que hasta se habían olvidado de por qué se esforzaban tanto.

Cada vez me convenzo más de que la conexión es la primera parada en el camino hacia la transformación del sistema nervioso, primero con nosotros mismos, después con los demás y, por último, con nuestro entorno y con el mundo que habitamos.

Ejercicio de conexión

Para este ejercicio, necesitarás un suelo alfombrado o una colchoneta de yoga. Como alternativa, usa algunas mantas gruesas.

1. Túmbate en el suelo y extiende los brazos y las piernas. Intenta no tener nada debajo de la cabeza y las rodillas, de modo que puedas sentir el cuerpo contra el suelo.
2. Observa cómo te sientes. Presta atención al contacto entre tu cuerpo y el suelo. Cierra los ojos, visualiza la parte posterior de la cabeza y baja hasta el cuello, los omóplatos y las costillas, que están en contacto con el suelo. ¿Qué sientes a continuación? ¿La parte de atrás de la pelvis o tal vez la parte posterior de los muslos? En algunos casos, las pantorrillas serán el siguiente punto de contacto después de la pelvis, y después los talones en el suelo. ¿Notas alguna diferencia entre la presión en el suelo que ejercen el lado izquierdo y el derecho del cuerpo?
3. Si estuvieras sobre espuma viscoelástica, ¿dónde te hundirías más? ¿Qué partes del cuerpo estarían más livianas? Respira suave y despacio.
4. Siente la parte posterior de la cabeza en el suelo. Despacio y sin alterar la respiración, presiónala contra el suelo. Después, aflójala poco a poco. Piensa en un botón para regular la intensidad: la idea es que el movimiento sea gradual y no repentino, como si estuvieras subiendo y bajando el volumen de un dispositivo.
5. Deja de ejercer presión. Repite el proceso unas cuantas veces, siempre despacio. Asegúrate de estar en una postura cómoda para que el movimiento no suponga ninguna dificultad.

6. Descansa.
7. Después, haz lo mismo con la siguiente parte del cuerpo y así hasta llegar a los talones, en este orden: omóplatos, espacio entre los omóplatos, costillas (que ya están tocando el suelo), pelvis, pantorrillas y talones. Haz el ejercicio un par de veces con cada parte y descansa antes de pasar a la siguiente.
8. Repite el ejercicio en el orden inverso, desde los talones hasta el cráneo.
9. Descansa.
10. Vuelve a bajar desde el cráneo hasta los talones.
11. Descansa.
12. Repite esta ola de presión hacia arriba y hacia abajo, asegurándote de ir despacio y de descansar entre parte y parte. Presta atención a la respiración en todo momento.
13. Al terminar, descansa y observa cómo es tu contacto con el suelo ahora y cómo estás respirando. ¿Cómo te sientes? ¿Notas una mayor conexión? Esa era la idea.

Qué has aprendido en este capítulo

- Los seres humanos estamos diseñados para conectar: con nosotros mismos, con nuestra comunidad y con el entorno que nos rodea.
- No podemos controlar el caos en que estamos inmersos, pero sí nuestra respuesta. Para eso, tenemos que ser conscientes de dónde ponemos la atención.
- Los demás regulan nuestro sistema nervioso, y nosotros regulamos el suyo. Sin otras personas que regulasen nuestras emociones, tendríamos menos tolerancia, paciencia y empatía.

Como hemos visto a lo largo de estas páginas, el cerebro y el cuerpo forman un todo entrelazado que trabaja en conjunto. A continuación, repasemos los principios necesarios para serenar el sistema nervioso.

9

Los principios del Programa Serenidad

Uno tiene que comprender la totalidad de la vida,
no solo una pequeña parte de ella. Es por eso que uno tiene que leer,
por eso tiene que mirar los cielos, por eso tiene que cantar
y bailar y escribir poemas, tiene que sufrir,
tiene que comprender; porque la vida es todo eso.

JIDDU KRISHNAMURTI, *Pensando en esas cosas: el propósito de la educación*[1]

En los primeros ocho capítulos, hemos aprendido sobre el cuerpo y sobre cómo escucharlo, hemos descubierto nuevos sentidos y hemos observado cómo trabajan en conjunto para que el cerebro evoque una imagen más completa de nosotros y nuestro entorno. Hemos visto que respirar a un ritmo más lento transforma nuestras emociones, que el tacto cala hondo, que aprender a movernos cambia el modo en el que nos desenvolvemos en el mundo, que el descanso es igual de importante que la acción, que comer bien nos hace sentir mejor. Hemos entendido que, para forjar lazos con los demás y con el entorno, primero tenemos que conectar con nosotros mismos.

Ahora que contamos con un pantallazo general del funcionamiento del sistema nervioso y una noción íntima de nuestra relación con él, recordemos que es clave entender tanto el porqué como el cómo.

Por eso te invito a releer los capítulos anteriores todas las veces que te haga falta, para aprehender los conceptos y pasarlos por el cuerpo al poner en práctica los ejercicios, ya sea en orden o como más te guste. Cada uno de ellos nos enseña algo distinto sobre cómo nuestro interior se conecta con nuestro exterior.

A modo de resumen de los temas que hemos abordado en este libro, a continuación enumero los principios básicos del Programa Serenidad:

- **Adoptar un enfoque de abajo hacia arriba, de arriba hacia abajo y de afuera hacia dentro.** Así, sentaremos las bases para cuidar de nuestra salud física y mental de forma integral. Para incorporar una perspectiva de abajo hacia arriba, es necesario atender a las señales físicas del cuerpo mediante el movimiento, la respiración, el sueño, la nutrición y el equilibrio hormonal. Para el enfoque de arriba hacia abajo, debemos analizar nuestros pensamientos, emociones y creencias por medio de prácticas como la meditación, la respiración consciente y la reflexión. Es importante reconocer que las interacciones de afuera hacia dentro, como la contención social, las relaciones terapéuticas, el estrés, las distintas circunstancias de la vida, la educación y el medio ambiente, influyen en nuestro bienestar general.
- **Cultivar el movimiento mente-cuerpo.** Para esto, hay que realizar distintos ejercicios que beneficien tanto al cerebro como al cuerpo. Recordemos que la salud física y la mental están interconectadas, y prioricemos el movimiento que promueva la curiosidad y el juego. El movimiento intencional nos ayuda a armonizar la relación entre la mente y el cuerpo. Nuestra autopercepción comprende nuestra fisiología, sensaciones, emociones, pensamientos, acciones y comportamientos. La forma en la que nos movemos es un reflejo de la forma en la que encaramos la vida. Concentrémonos en organizar y alinear los huesos en movimiento. Reconozcamos la importancia de la postura para optimizar el movimiento y la estabilidad y prevenir lesiones. Alinear los huesos favorece la funcionalidad y el bienestar general del cuerpo.

- **Aprender a partir de la experiencia.** Para fomentar el aprendizaje experiencial, hay que acudir a las sensaciones, la imaginación, la curiosidad, el juego, el movimiento y la exploración táctil. Al abocarnos a la autoexploración, profundizamos en nuestra comprensión de nosotros mismos, mejoramos la eficiencia del movimiento y nuestra conciencia propioceptiva.
- **Valorar el descanso.** Tenemos que aprender que la recuperación y el descanso son fundamentales. Descansar es un acto radical y necesario de amor propio. Sumemos momentos de recuperación, descanso y relajación a la rutina para restaurar la energía, curarnos y rejuvenecer la mente y el cuerpo. El movimiento y la respiración son grandes aliados a la hora de serenarnos. El movimiento físico tiene un impacto directo en el funcionamiento del cerebro y el bienestar emocional. Realicemos movimientos que promuevan la relajación, la reducción del estrés y la claridad mental. Reconozcamos que el descanso entre las actividades que realizamos es tan importante como las actividades en sí. Prioricemos los momentos de pausa, recuperación y reorganización antes de emprender algún tipo de actividad física. Para encarar cada actividad con intención y consciencia, permitámonos hacer pausas, recuperarnos y volver a empezar.
- **Metabolizar las emociones.** Dejemos fluir las emociones a través del movimiento. El movimiento es una gran herramienta para procesar y soltar las emociones. Movernos nos ayuda a procesar el estrés química y emocionalmente, lo que contribuye a nuestro bienestar general. Abordemos las tensiones del cuerpo a medida que surgen. Prestemos atención a las tensiones físicas para resolverlas en el momento, a fin de mejorar nuestra libertad de movimiento, postura dinámica y bienestar.
- **Adoptar una estrategia de expansión y retracción.** Acerquémonos a las personas, las cosas y las situaciones que nos empujen a crecer y alejémonos de todo aquello que nos tire para atrás. Fomentemos la elasticidad y la resistencia en la respiración, el pensamiento y el movimiento. Reconozcamos y aceptemos los movimientos, las experiencias y a las personas que

nos ayudan a crecer y alejémonos de aquellos que nos limitan y empequeñecen.

Los principios rectores del Programa Serenidad nos permiten cultivar una relación compasiva con nosotros mismos, mejorar nuestra salud física y mental y promover nuestro bienestar.

Preguntas útiles

- **Para prestarle atención al cuerpo:** ¿qué sensaciones físicas estoy experimentando? ¿Siento alguna tensión? ¿He logrado relajarme? ¿Siento algo o no?
- **Para concentrarse en los pensamientos:** ¿en qué estoy pensando? ¿Tengo pensamientos negativos, positivos o neutros?
- **Para tener en cuenta el contexto:** ¿qué está sucediendo en mi vida en este momento? ¿Estoy bajo mucho estrés? ¿Soy feliz? ¿Qué más siento?
- **Para usar un lenguaje específico:** en vez de decir: «Esta situación es muy estresante», opta por algo como: «Hoy me dan los resultados del examen, y eso me hace sentir mucha ansiedad. No puedo dejar de pensar en ello, y por eso estoy respirando más rápido». Así, tendrás una mejor idea de qué hacer para calmarte.
- **Para observar en qué parte del cuerpo sentimos esta emoción:** es necesario atender esa parte del cuerpo primero. Acostarse boca arriba con los ojos cerrados es un buen primer paso para serenarnos.
- **Para ser pacientes:** encontrar las palabras adecuadas para expresar los sentimientos y describir mejor las emociones lleva su tiempo. Aunque al principio nos cueste, es importante no desistir.

PARTE 2

El Programa Serenidad: ejercicios para todos los días

10

Al despertar

Es de día. Te despiertas después de una noche de sueño reparador. Sientes el cerebro relajado y recargado. Tus energías están renovadas: tienes todo lo necesario para encarar la mañana. Este es el momento ideal para realizar el ejercicio de respiración 6 y 6 (página 96). Una buena manera de incorporar un nuevo hábito es vincularlo a uno existente. Por ejemplo, yo hago los ejercicios de respiración antes de cepillarme los dientes. Me siento en la cama y me concentro en la respiración antes de caer en alguna distracción. No llevo el teléfono móvil al dormitorio para evitar la tentación de revisar las redes sociales o los mensajes apenas me levanto. Por eso, mido los tiempos del ejercicio con un metrónomo digital.

Para incorporar el hábito de los ejercicios de respiración, te recomiendo empezar con cinco minutos diarios e ir aumentando el tiempo durante unos meses hasta llegar a los veinte minutos al día. El secreto está en la perseverancia, que es lo que nos ayuda a reprogramar el sistema nervioso. Respirar nos brinda mayor claridad mental y mejor predisposición. Nos da energía para el resto del día y nos ayuda a estar en equilibrio, ya que respirar despacio mejora nuestro estado de ánimo.

Una vez que te acostumbres a los ejercicios de respiración matutinos, te será más sencillo incorporar la respiración consciente a una rutina que implique más movimiento. A continuación, detallo una serie de movimientos breves y fáciles de recordar que puedes realizar por la mañana mientras haces los ejercicios de respiración a fin de destrabar las articulaciones. Si puedes realizar estos ejercicios al aire libre en el jardín o en un parque, habrás incorporado tres factores clave para tener energía y disponerte para encarar la mañana: respiración, movimiento y sol.

Destrabar las articulaciones

1. Ponte de pie en una postura cómoda, con los pies separados y alineados con los hombros, las rodillas algo flexionadas y los brazos relajados a los lados. Cierra los ojos y respira hondo y despacio para centrarte.
2. Sacude el cuerpo con suavidad desde la cabeza hasta los pies, para liberar cualquier tensión o rigidez. Sacude los brazos, las piernas y todo el cuerpo entre treinta segundos y un minuto.
3. Dirige tu atención a los tobillos y los pies. Da un paso atrás con una pierna, apóyate sobre la base de los dedos del pie y gira el tobillo despacio, en un movimiento circular. Gira sobre la parte delantera y los laterales de los dedos de los pies, metiéndolos por debajo para girar también sobre las articulaciones de los dedos. Rota en cada dirección de cinco a diez veces. Apoya el pie en el suelo, separado del otro según el ancho de la cadera. Realiza el mismo movimiento con el otro pie.
4. Concéntrate en la cadera y las rodillas. Permanece de pie con los pies separados y pon las manos en la cadera. Despacio, gira las caderas, como si estuvieras usándolas para revolver una olla grande. Rota en cada dirección de cinco a diez veces.
5. Flexiona un poco las rodillas y rebota despacio como si estuvieras sobre una cama elástica sin levantar los talones, para relajar el cuerpo y aflojar las articulaciones. Realiza este movimiento durante unos treinta segundos.
6. Enfócate en la columna. Dobla un poco las rodillas y coloca las manos en la parte baja de la espalda, con los dedos apuntando hacia la columna. Comienza a girar el torso de un lado a otro con suavidad, balanceando los brazos. Deja que el movimiento fluya desde la cintura, sin separar los pies del suelo. Gira en cada dirección entre cinco y diez veces.

7. Concéntrate en el cuello y los hombros. Gira los hombros despacio hacia las orejas, hacia atrás y hacia abajo con movimientos circulares suaves y fluidos. Realiza este movimiento entre cinco y diez veces. Después, gira los hombros en la dirección contraria (hacia delante, hacia abajo, hacia atrás y hacia arriba) la misma cantidad de veces.
8. Pasa a las muñecas y las manos. Extiende los brazos hacia delante, con las palmas hacia abajo. Cierra los puños sin apretarlos y haz movimientos suaves y circulares con las muñecas, primero en una dirección y después en la otra. Gira las muñecas en cada dirección de cinco a diez veces.
9. Con las rodillas apenas flexionadas, levanta los brazos por encima de la cabeza y sujeta un antebrazo con la mano contraria mientras te inclinas hacia el otro lado. Concentra la atención en las costillas del lado hacia el que te inclinas. Abre el tórax. Respira hondo, concentrándote en la cintura y las axilas. Después, vuelve al centro, relaja los brazos y repite el movimiento hacia el otro lado.
10. Para finalizar, sacude todo el cuerpo durante treinta segundos y después no te muevas unos segundos. Respira hondo unas cuantas veces y siente cómo responde el cuerpo. Fíjate en si tienes algún hormigueo y en si alguna parte del cuerpo está caliente o relajada.

Realizar este ejercicio por la mañana sirve para pasar de un estado de reposo a uno más activo, perfecto para encarar el día. También sería ideal que salieras a caminar, por ejemplo, para ir al trabajo o llevar a tus hijos al colegio. Intenta incorporar todas las caminatas al aire libre posibles a tu rutina.

Tómate descansos en el trabajo al menos cada veinte minutos y aparta los ojos de la pantalla. Si es posible, busca descansar todo el cuerpo. Cada veinte minutos, asómate a una ventana y mira a lo lejos para que los ojos descansen. También puedes calentar las manos y cubrirte los ojos con ellas, apoyándolas con delicadeza en las cuencas. Junta los dedos; el calor de las manos relajará los músculos de alrededor de los ojos.

Ejercicio para los ojos

Como este ejercicio se realiza con los ojos cerrados, léelo y memorízalo antes de empezar.

1. Cierra los ojos y mueve los globos oculares despacio, primero hacia la izquierda, después hacia el centro y luego un poco hacia la derecha. Realiza movimientos delicados en cada dirección, sin estirar ni forzar los ojos. Imagina que los globos oculares son como pequeñas ciruelas y, al moverlos, presta atención a la sensación en la parte delantera, lateral y trasera de cada ojo. ¿Sientes que el movimiento es uniforme en todas las direcciones? ¿Notas alguna diferencia entre el ojo izquierdo y el derecho? Intenta mover ambos ojos al mismo ritmo.
2. Haz una pausa para descansar los ojos. Después, lleva los globos oculares hacia la parte superior izquierda de las cuencas y baja despacio hacia la derecha, siguiendo una línea diagonal. Repite este movimiento varias veces. Observa cómo responden los ojos a esta nueva dirección de movimiento. Descansa los ojos.
3. Lleva ambos globos oculares hacia la parte superior derecha de las cuencas y después hacia la parte inferior izquierda, sin forzarlos. Repite este movimiento de manera lenta y constante unas cuantas veces. Es importante evitar ir muy rápido o usar demasiada fuerza para no interferir con las señales básicas que el cerebro recibe de los ojos, la cara y el resto del cuerpo. Descansa los ojos.
4. Despacio, traza un ocho horizontal con los globos oculares, cruzando el ocho sobre la nariz. Comienza por el lado que te resulte más cómodo, ya sea la izquierda o la derecha. Traza un ocho pequeño, sin estirar los globos oculares en ninguna dirección. El movimiento tiene que ser delicado y no debe causar ninguna molestia. Descansa los ojos.
5. Cuando termines, respira hondo y abre los ojos despacio. Observa cómo te sientes.

Al principio, estos movimientos oculares pueden parecer torpes, pero con el tiempo notarás que se vuelven más fluidos y naturales.

No te exijas de más. Si lo necesitas, haz movimientos más sutiles y, cuando pierdas la concentración, descansa y respira.

En una silla

En la actualidad, pasamos mucho más tiempo sentados que nuestros antepasados, por lo que es crucial incluir movimiento en nuestros momentos de mayor sedentarismo.

1. En una silla, siéntate apoyando bien los glúteos e inclinándote hacia el borde delantero. Imagina que estás sentado sobre la esfera de un reloj: las doce están hacia delante y las seis están detrás de ti.
2. Haciendo un movimiento sutil, mueve la pelvis entre las doce y las seis. Sigue el movimiento con la columna y la cabeza. Al sentarte, mueve la nariz en dirección opuesta a los huesos púbicos. Cuando te inclines hacia las doce, sube la nariz; cuando te inclines hacia las seis, bájala. Mueve la columna al ritmo de la pelvis. Si quieres, sincroniza un momento de la respiración con una parte del movimiento.
3. Varía el movimiento girando la pelvis en el sentido de las agujas del reloj. Apoya las manos sobre el regazo, con las palmas hacia arriba. Observa cómo las costillas también giran en el sentido de las agujas del reloj y cómo sube y baja el esternón al girar alrededor del reloj. Mueve la columna al ritmo de la pelvis y deja que el movimiento fluya hasta la cabeza, que también debes rotar.
4. Descansa y siéntate apoyando los glúteos en la silla. En este momento, deberías tener más sensibilidad en la pelvis, la zona lumbar, las costillas, los hombros, el cuello y la cabeza.
5. Realiza el ejercicio en la dirección contraria, moviendo la pelvis en sentido antihorario.
6. Descansa y observa cómo te sientes.

Lo mejor de este ejercicio es que puedes hacer un movimiento sutil si estás en público o, si estás trabajando desde casa, puedes girar la pelvis de modo más pronunciado. Siempre animo a mis clientes a no tener vergüenza de llamar la atención. Cuidarnos de verdad es un acto de compasión radical, por lo que no debemos tener miedo de aprovechar todos los momentos que se nos presentan durante el día para poner en práctica los ejercicios.

11

Al mediodía

Te has pasado la mañana trabajando, sin moverte de la silla, así que es hora de hacer una pausa. Si puedes, sal a caminar por algún espacio verde, ya que te ayudará a descansar el cerebro y los ojos mientras mueves el cuerpo. Intenta no pasarte el día hablando por teléfono y usando las redes sociales. Si puedes salir sin el móvil, mejor todavía. Ponte el objetivo de pasar al menos unas horas al día lejos del teléfono. En mi caso, me he acostumbrado a revisar el móvil y el correo electrónico en momentos puntuales del día. Gracias a eso, me concentro en el trabajo y hago pausas regulares, como detallo en el capítulo 6.

Durante estas pausas, haz movimientos rápidos: sacude el cuerpo, revuélcate en el suelo o gira los brazos como detallo a continuación.

Brazos de helicóptero

1. Descálzate y ponte de pie, apoyando las plantas de los pies y flexionando un poco las rodillas.
2. Poco a poco, levanta los brazos hacia el techo, pero sin estirarlos del todo.
3. Lleva tu brazo dominante hacia atrás y muévelo en círculos, como si estuvieras tratando de dibujar una pelota en el aire. Muévete tan rápido o lento como desees. Mueve el pecho y la cabeza del modo que te resulte más cómodo.
4. Gira el otro brazo en la dirección contraria. Deja que el movimiento te atraviese: mueve el torso, incluidos el pecho y el vientre, tal como necesites para seguir girando los brazos.

5. Descansa y contempla la energía que tienes en el torso, los brazos y los dedos.
6. Repite el ejercicio, cambiando el sentido en el que giras cada brazo.

Además de ser bueno para el cerebro, girar los brazos en sentidos opuestos nos permite mover el pecho, los brazos y la cabeza de una forma novedosa.

Reloj de pared

1. Ponte de pie, apoyando el lado derecho del cuerpo contra una pared. Si no tienes una pared cerca, puedes hacer el ejercicio en el aire. La idea es dibujar un círculo con el brazo, sin separarte mucho de la pared. Cuando necesites llevar el brazo hacia atrás y de nuevo hacia delante, rota el torso hacia la pared. Solo tienes que mover la parte superior del cuerpo.
2. Relaja los brazos y deja que cuelguen. Intenta que el hombro y el brazo derechos, así como la mayor parte de la pierna y el pie, estén en contacto con la pared. Imagina que hay un reloj dibujado en la pared: tu cabeza está a las doce y tus pies, a las seis. Hacia delante son las nueve y detrás de ti, las tres.
3. El brazo derecho es la manecilla de las horas: cuando está al lado del cuerpo, son las seis. Despacio, levanta el brazo derecho, sin separar el dorso de la mano de la pared, hasta llegar a las siete. Después, vuelve a llevarlo a las seis. Cuando el brazo se aleje de las seis, presiona la cadera derecha contra la pared. Cuando vuelva a su lugar, mueve la cadera para dejar espacio para que el brazo regrese a su posición original.
4. Repite el ejercicio un par de veces. No te apresures y recuerda ir tocando la pared con el brazo y el dorso de la mano: es importante que esta información sensorial llegue al cerebro.
5. Sube el brazo hasta las ocho y vuelve a llevarlo a las siete y las seis. Repite el ejercicio un par de veces. Descansa con la mano en las seis.

6. Sube el brazo hasta las nueve y vuelve a llevarlo a las ocho, siete y seis. Repite el ejercicio un par de veces. Descansa con la mano en las seis.
7. Levanta el brazo hasta las diez, pasando por las siete, las ocho y las nueve. Después, vuelve a las seis. Repite el ejercicio un par de veces. Descansa con la mano en las seis.
8. Levanta el brazo hasta las once y luego vuelve a las seis. Repite el ejercicio un par de veces. Descansa con la mano en las seis.
9. Levanta el brazo hasta las doce y luego vuelve a las seis. Repite el ejercicio un par de veces. Descansa con la mano en las seis.
10. Levanta el brazo hasta las doce y comienza a girar la mano para que la palma mire hacia la pared. Gira el pecho hacia la pared. Al girar la palma hacia la pared, rota sobre tu eje para llegar a la una y, después, gira el dorso de la mano para ir bajando de las doce a las seis. No flexiones el brazo, pero tampoco estires los músculos. El objetivo del ejercicio es abrir el tórax, cosa que lograrás al girar el torso.
11. Sigue apoyando el lado derecho del cuerpo contra la pared. La pelvis y las rodillas deben estar más o menos inclinadas hacia delante, pero no las pongas rígidas. Tienes que girar de la cintura hacia arriba.
12. Así, poco a poco, con el brazo deslizándose por la pared, gira el pecho hacia la pared mientras pasas por las dos, las tres, las cuatro, las cinco y las seis y regresas desde las nueve hasta las doce. Al trazar este círculo en la pared con el brazo, el pecho y el torso se relajan y pueden girar hacia la pared sin problemas.
13. Cuando hayas pasado por todas las horas en el sentido de las agujas del reloj varias veces, relaja el brazo y aléjate de la pared. Contempla la amplitud de movimiento que puedes hacer con el brazo derecho, el pecho, la espalda, el cuello y el costado del cuerpo.
14. Vuelve a la pared, esta vez con el lado izquierdo contra ella. Poco a poco, lleva el brazo hacia las cinco, las cuatro y las tres, y luego hasta las doce. En algún momento, gira la palma de la mano hacia la pared y comienza a disfrutar del recorrido, hora por hora.

No te apresures ni intentes completar el reloj en una sola pasada. Enfócate en el proceso de ir pasando el brazo por cada hora y de vuelta a las seis, y observa cómo se mueven el pecho, la axila, el torso, el vientre, la cintura y las costillas para que el brazo gire sin dificultad. Una vez que hayas pasado por todo el reloj en sentido antihorario unas cuantas veces, descansa el brazo a las seis una vez más y aléjate de la pared.

15. Nota la descontractura de los músculos, todo lo que los has estirado, las tensiones que has soltado y la flexibilidad conquistada. ¿Cómo te sientes al respecto?

Ejercicio de mandíbula, lengua y boca

La cabeza, los ojos y el cuello permanecen en la misma posición cada vez que nos sentamos frente al ordenador portátil: la cabeza por delante del torso, los ojos fijos en la pantalla, la nuca contraída y los hombros arqueados hasta las orejas, inmóviles. Y aguantamos la respiración. Este ejercicio es ideal para cambiar de postura.

1. Ponte de pie: lo ideal es que te descalces. Fíjate en cómo estás: ¿tienes los hombros encorvados? ¿En qué parte del cuerpo concentras la carga? ¿En el cuello, en la parte baja de la espalda, en las rodillas? ¿Apoyas el peso en el lado del pie del dedo gordo o en el del meñique? ¿Dónde sientes tensión o dolor?
2. Presta atención a la boca: ¿estás apretando la mandíbula? ¿Te muerdes la lengua?
3. Siéntate cerca del borde de la silla. Observa cómo respiras. Durante el resto del ejercicio, inhala y exhala a un ritmo constante.
4. Lleva la lengua hacia la parte de delante de los dientes superiores. Respira con tranquilidad. Cierra la boca sin apretarla, abriendo y moviendo la mandíbula según sea necesario. Despacio, mueve la lengua hacia la derecha hasta llegar al último diente de la mandíbula superior derecha. Lleva la lengua de vuelta hacia el centro. Repite la acción de deslizar la lengua desde la mitad

hasta el último diente a la derecha. Siente la superficie de cada diente: pasa la lengua por cada curva, espacio y protuberancia.

5. Descansa la lengua y la boca. Pon atención a las sensaciones que tienes en el lado derecho de la boca. ¿Cómo se siente la lengua? ¿Y la mandíbula?
6. Pon la lengua en medio de la parte delantera de los dientes inferiores y deslízala hacia la derecha hasta llegar al último diente. Después, lleva la lengua de vuelta hacia el centro. Repite el movimiento unas cuantas veces, deteniéndote unos segundos en cada diente desde el centro hacia la derecha y de vuelta hacia el centro. No hagas fuerza con la lengua. Recorre la superficie de cada diente.
7. Descansa la lengua y la boca. Pon atención a las sensaciones que tienes en el lado derecho de la boca. Concéntrate en ellas.
8. Pon la lengua en la parte del medio de los dientes superiores. Esta vez, llévala hasta el último diente de la parte superior derecha, después baja a los dientes inferiores y deslízala hacia la derecha. Cuando llegues al último diente, vuelve a llevarla al centro y luego súbela hacia el medio de los dientes de arriba. Sigue deslizando la lengua en el sentido de las agujas del reloj, explorando todo el lado derecho de los dientes superiores e inferiores.
9. Descansa la lengua y la mandíbula y presta atención a tus sensaciones.
10. Presiona la lengua contra la mejilla derecha. Repite el movimiento unas cuantas veces. Descansa.
11. Lleva la lengua a la mejilla derecha y dibuja un círculo en el sentido de las agujas del reloj. Desde fuera, se verá como si estuvieras girando un tapón en la boca. Pasa la lengua por toda la mejilla. Descansa la lengua, la boca y la mandíbula. Vuelve a hacer un círculo con la lengua en la mejilla, pero, esta vez, en el sentido contrario a las agujas del reloj.
12. Descansa. Observa el lado derecho de la boca: está más relajado y ya no estás apretando la mandíbula. ¿Sientes que el lado derecho de la cara está más flojo que el izquierdo?

13. Pasa la lengua por el lado derecho de la boca: recorre los dientes superiores e inferiores, el espacio entre el último diente y el interior de la boca y el interior de los labios superior e inferior. Adéntrate en todos los recovecos de los dientes del lado derecho de la boca.
14. Siéntate. Pon atención al paladar superior, la parte posterior de la mandíbula y debajo de la mandíbula. ¿Están más relajados? ¿Sientes que el lado derecho de la lengua está más despierto? ¿Notas algún hormigueo?
15. Ponte de pie y fíjate en el lado derecho del cuerpo. ¿Cómo se siente el lado izquierdo? ¿Un poco más pesado, denso y hundido?
16. Vuelve a sentarte. Pasa la lengua por el lado izquierdo de la boca. Recorre los dientes superiores e inferiores, el interior de la mejilla y el lado izquierdo de la boca, siguiendo los mismos pasos que antes. Descansa entre cada paso.
17. Cuando termines de explorar todo el lado izquierdo, pasa la lengua por toda la boca de izquierda a derecha, primero en el sentido de las agujas del reloj y después en el sentido contrario unas cuantas veces.
18. Descansa. ¿Sientes que los músculos de la cara están más relajados? ¿Tienes alguna sensación de hormigueo en la cara, la mandíbula, la boca y la lengua? Ponte de pie. ¿Cómo te sientes al levantarte?

Una vez que aprendas este ejercicio, puedes hacerlo en cualquier lugar y en cualquier postura. Yo lo hago todos los días mientras escribo: me sirve para despejarme y me ayuda a formular las ideas. También lo hago antes de alguna entrevista para un pódcast, para estimular la cara y la lengua antes de hablar frente a la cámara. Otra buena razón para incorporar este hábito es que ayuda a levantar la mandíbula y ejercitar los músculos faciales.

Además de hacer los ejercicios de rutina, es importante serenarnos cuando nos sentimos ansiosos o estresados. Me gusta hablar de «microejercicios» que nos ayudan a calmarnos tras las microtensiones del día a día. Por ejemplo, si te llega un correo electrónico que te hace contener la respiración, levántate y sacude el cuerpo. O gira los hombros, sal a caminar o haz algún movimiento. Recuerda que la tensión muscular se produce cuando no realizamos ningún movimiento después de experimentar una emoción intensa, y eso influye en el estado de ánimo. Es importante sacarse las emociones negativas del cuerpo.

Microejercicio con las muñecas

1. Siéntate apoyando bien los glúteos y entrelaza las manos sin apretarlas. Después, ponlas sobre el vientre con las palmas hacia abajo.
2. Presta atención a tu respiración. Gira las palmas hacia fuera sin sacar los pulgares del vientre: el lado del dedo meñique va hacia arriba; es un movimiento muy sutil. Hay que arrugar un poco las muñecas para acercar los nudillos hacia el torso. Al exhalar, vuelve a apoyar los meñiques sobre el vientre.
3. Repite el ejercicio un par de veces. El movimiento es sutil: si alguien te mirara, no se daría cuenta de que estás haciendo un ejercicio.
4. Descansa. Observa cómo te sientes.
5. Repite el ejercicio, pero esta vez, al inhalar, asiente un poco con la cabeza. Este movimiento también debe ser muy sutil. Al exhalar, afloja la barbilla. Repite el ejercicio un par de veces.
6. Después, descansa y observa cómo te sientes.

Soy consciente de que, si trabajas en una oficina con otras personas, te puede resultar un poco raro hacer algunos de estos ejercicios, pero te ayudarán a tranquilizarte y a lidiar con tus sentimientos a medida que surgen. Una buena idea es ir al baño o a una sala de reuniones. Otra opción es enseñarles los ejercicios a tus compañeros; podéis poner horarios para hacerlos juntos y ayudaros a regularos unos a otros. Cuanto más repites los ejercicios, más te acostumbras a cuidarte.

12

Al final del día

Si te has pasado el día en la misma postura, ha llegado el momento de mover el cuerpo. Camina al salir del trabajo o, cuando llegues a tu casa, pon música que te guste y déjate llevar, sacudiendo los brazos y las piernas. Invita a las personas con quienes vives a sumarse a la pista de baile; es una forma alegre de conectar después de estar lejos durante el día, mucho mejor que el interrogatorio de rigor. Después de mover el cuerpo para procesar el día, tendrás conversaciones más profundas, ya que no te concentrarás tanto en los problemas con los que te has topado.

Balancear las piernas

También puedes optar por este ejercicio sencillo, que implica mucho movimiento de piernas.

1. Ponte de pie con las piernas bien separadas y haz como si fueras a sentarte en una banqueta alta.
2. Imagina que sujetas una piedra grande con ambas manos y que la arrojas primero a la izquierda y luego a la derecha. Lleva los hombros por encima del torso y sube el talón opuesto. Cuando pases de un lado al otro, dobla las rodillas. Imagina el peso de la piedra; para cargarla, tienes que doblar las rodillas en el medio y balancear la piedra hacia un lado y el otro. El movimiento debe ser natural y liberador.
3. Repite el movimiento seis veces de cada lado para entrar en el ritmo.

Rodar con las manos entrelazadas

Después del trabajo y antes de empezar con las demás ocupaciones, tómate un tiempo para tirarte al suelo. Los ejercicios de este capítulo te llevarán de quince a veinte minutos y te ayudarán a recalibrar el sistema nervioso antes de ocuparte de tu familia y de tu vida. Una persona bien organizada regula a los que la rodean, por lo que cuidarnos es igual de importante que cuidar a los demás.

La mayoría de la gente se pasa el día centrada en el «hacer» y tiene que reaprender a no hacer nada, que es un estado del ser distinto de estar esperando la siguiente acción e, incluso, de contener la respiración. Para aprender a sentir de nuevo, es importante hacer estas distinciones. Tú tienes el control sobre la intensidad del ejercicio; si lo deseas, puedes moverte despacio y con sutileza, dejándote guiar por lo que sientas en el momento. Ser conscientes de que tenemos el control nos ayuda a dejar atrás la jornada laboral y a pasar de un estado fijo a un espacio donde reina la curiosidad, donde recibimos la vida de frente.

1. Túmbate en el suelo. Observa qué partes del cuerpo se relajan con facilidad y cuáles están tensas y rígidas. Respira hondo varias veces, llevando el aire al vientre.
2. Dobla las rodillas y entrelaza los dedos sin apretarlos, colocando las palmas sobre el pecho y manteniendo los codos en el suelo o apuntando al suelo.
3. Levanta un poco el codo derecho y vuelve a bajarlo, sin separar las palmas del pecho. Cada elevación del codo va a ayudarte a estar más cómodo y relajado. Descansa antes de cada elevación.
4. Observa cómo se mueve la clavícula derecha. ¿Qué sucede con el omóplato derecho? ¿Se aleja de la columna o se acerca a ella? ¿Notas que el omóplato izquierdo se mueve de forma distinta?
5. Descansa con los brazos a los lados, estirando una pierna y después la otra. ¿Cómo es tu contacto con el suelo? ¿Es diferente del que tenías al principio?

6. Abre la boca bien grande. Después, acerca despacio la mandíbula inferior a la superior. Repite el ejercicio un par de veces.
7. Abre la boca y lleva la mandíbula inferior hacia la izquierda y hacia atrás. El movimiento debe ser sutil y lento. No estires ni fuerces la mandíbula. Enfócate en mover la mandíbula, no los labios o la piel de la cara.
8. Ahora dobla las rodillas, entrelaza las manos y colócalas sobre el pecho. Abre la boca. Levanta el codo derecho al mismo tiempo que llevas la mandíbula inferior hacia la izquierda. Después, baja el codo y, al mismo tiempo, lleva la mandíbula hacia atrás.
9. Descansa al volver a la posición inicial, en la que el codo se apoya en el suelo, la mandíbula queda centrada y cierras la boca. Repite el ejercicio varias veces: cada vez te resultará más fácil y cómodo.
10. Descansa.
11. Deja la mandíbula en reposo y limítate a subir y bajar el codo derecho. ¿Es lo mismo? ¿Es más fácil?
12. Descansa con las piernas extendidas y observa qué sientes en la parte superior de la espalda, comparando el lado derecho con el izquierdo.
13. Con las piernas extendidas, junta las manos y vuélvelas a colocar sobre el pecho. Esta vez, sube y baja el codo izquierdo. ¿Qué se siente al cambiar de lado? Mueve el codo despacio y con movimientos sutiles para que, al estar en contacto con el suelo, puedas sentir cómo pasa el peso de una parte de tu cuerpo a otra, sin alterar la respiración.
14. Descansa en la misma posición.
15. Dobla las rodillas y sube y baja el codo izquierdo. ¿Es más fácil hacer el ejercicio así? A nivel sensorial, ¿dónde notas que el ejercicio es más sencillo de este modo? Repite el ejercicio varias veces y presta atención a la calidad del movimiento.
16. Descansa.
17. Abre la boca. Levanta el codo izquierdo y, al mismo tiempo, lleva la mandíbula inferior hacia el lado contrario. Baja el codo y desliza la mandíbula hacia atrás. Repite el ejercicio varias veces.

Presta atención a cómo realizas cada movimiento. ¿Cómo pasas el peso de una parte del cuerpo a otra?

18. Descansa.
19. Abre la boca. Levanta el codo derecho, gira la cabeza y los ojos hacia la izquierda y lleva la mandíbula en esa dirección. Gira la cabeza y los ojos hacia atrás, lleva la mandíbula hacia el centro y, al mismo tiempo, baja el codo derecho. El movimiento debe fluir con naturalidad, como si la mandíbula se moviera de un lado a otro y regresara al centro en un solo movimiento. Repite el ejercicio varias veces.
20. Descansa.
21. Haz el ejercicio con el codo izquierdo, girando la cabeza y deslizando la mandíbula hacia la derecha. Baja el codo izquierdo y devuelve la cabeza y la mandíbula al centro. Repite el ejercicio varias veces: la idea es armonizar todos los movimientos.
22. Descansa con las piernas extendidas y los brazos a los lados.
23. Dobla las rodillas de nuevo y apoya los pies en el suelo. Entrelaza los dedos y coloca las manos sobre el pecho. Levanta el codo derecho y gira la cabeza y los ojos hacia la izquierda. Con los pies en el suelo, inclina las rodillas hacia la izquierda y después lleva todas las partes del cuerpo al centro. Repite el ejercicio un par de veces.
24. Descansa.
25. Repite la secuencia, pero esta vez gira las palmas de las manos despacio hacia fuera mientras estiras los brazos en diagonal hacia la izquierda y giras en esa dirección. Después, gira las palmas hacia dentro y haz el movimiento en sentido inverso para regresar al suelo. Al terminar, debes tener las rodillas flexionadas y las palmas de nuevo sobre el pecho. Repite el ejercicio girando cada vez más hasta rotar por completo. Piensa en cómo revertir la secuencia para que la espalda vuelva a la posición inicial. Juega con este movimiento varias veces para encontrar la forma más cómoda y natural de hacerlo.
26. Descansa sobre la espalda, con las piernas extendidas y los brazos a los lados.

27. Repite los pasos del 23 al 25 unas cuantas veces con el codo izquierdo, girando hacia el lado derecho.
28. Descansa con las piernas extendidas y los brazos a los lados. Presta atención al cuerpo: ¿qué partes entran en contacto con el suelo? ¿Qué diferencias notas en comparación con antes de hacer el ejercicio? ¿Cómo es tu respiración? ¿Cómo se acomodan a ella las diferentes partes del cuerpo? ¿Cómo te sientes ahora?
29. Desde esta postura, abre los ojos despacio y dobla las rodillas para girar hacia un lado y volver a sentarte. Así, habrás dejado atrás el día laboral: ahora puedes encarar la vida doméstica con mucha más serenidad.

Empiezo a prepararme para ir a dormir con, al menos, una hora de anticipación. Como me gusta acostarme a las diez, comienzo a prepararme a las nueve. Después de bañarme, me pongo el pijama y, antes de meterme en la cama, hago el siguiente ejercicio en el suelo para soltar las tensiones. No me lleva mucho tiempo y hace que me sea más sencillo conciliar el sueño.

Caminar con la columna

1. Acuéstate en el suelo y deja que los huesos se acomoden. Presta atención a la respiración. Contempla tu figura en el suelo: ¿qué huella dejarías si estuvieras sobre una superficie de espuma viscoelástica?
2. Muévete en el suelo con suavidad.
3. Deja que los movimientos fluyan. ¿Te sientes más a gusto?
4. Flexiona ambas rodillas y apoya los pies en el suelo. Mantén los brazos a los lados del cuerpo.
5. Despacio, comienza a presionar el suelo con los pies. Siente cómo la pelvis se aligera, pero no la separes del suelo. Después, deja de ejercer presión poco a poco, para que la pelvis vuelva a apoyarse en el suelo. Repite el ejercicio un par de veces.
6. Presiona un solo pie contra el suelo y gira la cadera para separarla del suelo. Asegúrate de que la rodilla de la misma pierna se

desplace hacia delante, no hacia dentro. Cuando dejes de presionar con el pie, vuelve a apoyar la cadera. La cadera debe girar un poco y volver al suelo; no la subas y bajes con brusquedad.

7. Presiona el otro pie contra el suelo y gira la otra cadera para separarla de él; cuando dejes de presionar con el pie, vuelve a apoyarla.
8. Repite el movimiento alternando los pies y girando primero una cadera y después la otra. Después, acelera el ritmo para sacudir el cuerpo, pero esta vez de un lado a otro. Acompaña el movimiento de la cadera con la cabeza.
9. Descansa.
10. Repite el ejercicio, pero esta vez gira la cabeza en dirección contraria a la cadera. No fuerces la cabeza: la idea es que gire despacio por el suelo. Este movimiento relaja la columna, la pelvis, la cabeza y el cuello para prepararte para descansar.

Ejercicio de respiración para antes de dormir

1. Baja un poco las luces de la habitación y túmbate en la cama de espaldas. Inhala y exhala, tomándote el tiempo que necesites para cada respiración.
2. Coloca las manos sobre el abdomen, con los pulgares a cada lado del ombligo. Los pulgares deben tener espacio entre ellos; separa los dedos con suavidad, sin estirarlos, como si tuvieras una burbuja debajo de las manos.
3. Al inhalar, el vientre se eleva y se expande hacia las manos, y al exhalar, el vientre se aleja de las manos despacio. Es una respiración suave. Al inhalar, imagina que el espacio entre el pulgar y el índice de cada mano se ensancha un poco; al exhalar, este espacio se hace más estrecho. Es como si las manos siguieran el ritmo de la respiración. No estás forzando el movimiento: lo estás sintiendo.
4. Al exhalar, imagina que juntas un poco el pulgar y el índice, como si estuvieras pellizcando la piel del vientre con suavidad. El movimiento debe ser sutil y delicado. Sigue imaginando el

movimiento. Después, haz el movimiento tal cual lo has imaginado. Si alguien te observara, no se daría cuenta de que estás moviendo el pulgar y el índice.

5. Descansa. Deja las manos en su lugar y sigue con ellas el ritmo del vientre.
6. Retira las manos y descansa. Observa cómo respiras y hacia dónde se dirige tu respiración.
7. Apoya las manos en las costillas inferiores, a cada lado del cuerpo. Sigue separando el pulgar y el índice. Respira hondo y nota cómo se expande y contrae el espacio entre los dedos. Al inhalar, los dedos se separan un poco; y al exhalar, se acercan.
8. Haz que el movimiento de los dedos sea aún más sutil. Cuando exhales, acerca el pulgar y el índice; y, al inhalar, suéltalos con suavidad. Cuando exhales, junta los dedos despacio y, cuando inhales, relaja las manos de forma gradual. Repite el ejercicio un par de veces. Cuanto más sutiles sean los movimientos, más profunda será la relajación del sistema nervioso.
9. Descansa en silencio, sin mover las manos.
10. Aleja un poco las manos y observa cómo se mueven las costillas.
11. Pon las manos justo debajo de las clavículas, dejando bastante espacio entre los índices y los pulgares. Repite los pasos del 7 al 10 del ejercicio, pero esta vez con las manos debajo de las clavículas.
12. Al inhalar y exhalar, baja las manos por los lados y presta atención al movimiento del vientre, las costillas y el pecho. Detente poco a poco y disfruta de una noche de sueño reparador.

13

Rescate emocional

Cuando no podemos interactuar con otros en un entorno seguro, es imposible gozar de buena salud, estar contentos o pensar como corresponde.

STEPHEN PORGES, *Our Polyvagal World* («Nuestro mundo poligaval»)

¿Cómo podemos seguir nuestra nueva rutina cuando estamos lejos de casa? Muchos clientes me comentan que, cuando se van de vacaciones o tienen un viaje laboral, dejan de hacer los ejercicios, ya que ponen toda su atención en esa nueva experiencia. Claro que es lógico, pero la idea es integrar los ejercicios a nuestra vida para maximizar nuestro bienestar, más allá de dónde estemos o de lo que tengamos que hacer.

Cuando viajo, lo primero que hago al llegar al destino es quitarme los zapatos y poner los pies sobre la tierra. Después de estar en movimiento, es necesario volver a ella. Cuando pasamos mucho tiempo sin cambiar de postura, los músculos se tensan y dejamos de experimentar los matices de las sensaciones, lo que afecta a cómo nos movemos y termina influyendo en nuestras emociones y pensamientos.

Rodar por el suelo

El primer paso siempre es conectar con lo que sentimos.

1. Túmbate en el suelo.
2. Estira las piernas y abre los brazos, y concéntrate en la respiración. Fíjate en cómo sube y baja el vientre cuando inhalas y exhalas. ¿En qué otras partes del cuerpo sientes la respiración? Observa cómo, cuando respiras, ejerces más o menos presión sobre el suelo.
3. Cierra los ojos e imagina el recorrido de la columna, comenzando por la parte de atrás de la cabeza y bajando por el cuello, los omóplatos, el espacio entre los omóplatos, las costillas, la parte baja de la espalda y la pelvis. Piensa en este recorrido de arriba a abajo y de abajo a arriba unas cuantas veces.
4. Dobla una rodilla y después la otra, y pon los pies en el suelo. Observa cómo cambian las curvas de la columna cuando doblas las rodillas y cómo se redistribuye tu peso.
5. Sin separar la pelvis del suelo, gira el coxis y relájalo. (Si bien el coxis no está apoyado en el suelo, al moverlo, lo alejas aún más del suelo.) El movimiento debe ser sutil, como si la pelvis fuera un rodillo. Repite el ejercicio un par de veces. Rueda la pelvis de un lado al otro, en un mismo movimiento. Descansa.
6. Rueda la pelvis hacia arriba hasta llegar a la parte superior del sacro, que es el hueso entre las dos mitades de la parte de atrás de la pelvis. Repite el ejercicio un par de veces. Haz movimientos lentos y sutiles para sentir cómo gira la pelvis. Descansa. Presta atención a dónde vuelve la pelvis.
7. Gira la pelvis hasta la parte superior del hueso pélvico y después hacia atrás para descansar. Repite el ejercicio un par de veces. ¿Qué movimiento te resulta más familiar? ¿Girar hasta la parte superior de la pelvis o volver atrás? Descansa.
8. Gira hacia arriba poco a poco, empezando por la pelvis y después girando las costillas una a una. Cuando termines, gira hacia atrás hasta apoyar la pelvis en el suelo. La pelvis se separará del suelo, pero no la empujes hacia delante: deja que suba tanto como te sea necesario. Imagina que las cinco vértebras lumbares de la parte inferior de la espalda se levantan del suelo y

vuelven a bajar. Repite este movimiento varias veces y presta atención a cómo rotan los huesos. Descansa.

9. Extiende una pierna y después la otra, y acuéstate con las piernas y los brazos estirados. Observa cómo han cambiado las curvas de la columna: ¿dónde descansa ahora la pelvis?
10. Dobla de nuevo las rodillas, apoya los pies en el suelo y gira la pelvis despacio, alejándola del suelo hasta donde imaginas que están las puntas inferiores de los omóplatos. Después, rota despacio hacia atrás, empezando por las costillas y siguiendo por la zona lumbar, la parte superior de la pelvis, el sacro y el coxis hasta que la pelvis vuelva a apoyarse en el suelo. Repite el movimiento varias veces e intenta sentir cómo cada hueso sube y vuelve al suelo. Descansa.
11. Gira la pelvis hasta la parte superior de los omóplatos. Asegúrate de apoyarte sobre la parte superior de los omóplatos, que es la parte más ancha, y no sobre el cuello. Después, rota hacia abajo, hueso por hueso.
12. Para descansar, abre las piernas una a una y túmbate. Presta atención a las sensaciones físicas y a cómo te sientes a nivel emocional. Fíjate en si hay algún cambio en la forma en la que apoyas el cuerpo en el suelo. ¿Cómo es tu respiración? ¿En qué estás pensando?

Respiración en forma de lazo

Si comienzas a sentir ansiedad o si las emociones te abruman y tu cuerpo comienza a activar algún mecanismo de defensa, lo primero que tienes que hacer es detener ese mecanismo, a menos que te encuentres en peligro. Este ejercicio te ayudará con eso.

1. Imagina una de esas cintas enlazadas en forma circular con las puntas a los lados: con un dedo, traza la forma del lazo en el aire, sobre el pecho o sobre una mesa.

Respiración en forma de lazo

2. Comienza desde la izquierda. Inhala, llevando el dedo desde el extremo izquierdo de la cinta hasta la parte superior del lazo, y exhala, llevando el dedo hacia el extremo derecho. Después, vuelve a inhalar, ahora llevando el dedo desde el extremo derecho hasta la parte superior del lazo. Exhala, llevando el dedo hacia el extremo izquierdo. Este movimiento completo es una vuelta.
3. Repite el movimiento hasta dar ocho vueltas completas.

Autoabrazo

Este ejercicio me ayuda a relajar la cabeza, el cuello y los hombros después de hacer algo que me demande mucha concentración o tras pasar mucho tiempo en una postura fija.

1. Acuéstate en el suelo, con los brazos y las piernas extendidos. Presta atención a tu cuerpo: ¿qué sientes y dónde?
2. Dobla las rodillas y apoya los pies en el suelo. Pon los dedos de la mano derecha debajo de la axila izquierda y la mano izquierda sobre el hombro derecho. Relaja los codos.

3. Con la mano derecha, gira el omóplato izquierdo un poco hacia la izquierda, y con la mano izquierda gira el omóplato derecho un poco hacia la derecha. La idea es que las manos soporten el peso de los omóplatos al rotarlos en la dirección opuesta y que gires sobre la espalda y las costillas. La pelvis prácticamente no se mueve y las rodillas tienen que estar erguidas: no las lleves de un lado a otro. Trata de relajarte.
4. Descansa y, poco a poco, extiende los brazos y las piernas, uno por uno. Presta atención a lo que sientes ahora y fíjate si hay algún cambio en la forma en la que apoyas el cuerpo en el suelo.
5. Dobla las rodillas y vuelve a apoyar los pies en el suelo. Vuelve a la misma posición de antes, poniendo la mano derecha debajo de la axila izquierda y la mano izquierda sobre el hombro derecho. Vuelve a rotar la parte superior y media de la espalda en el suelo, tirando de los omóplatos con las manos, primero en una dirección y después en la otra. Rota la cabeza de un lado a otro, en sintonía con los hombros. No fuerces el movimiento de la cabeza; tiene que sentirse pesada, como una bola de petanca. Repite el ejercicio un par de veces. Siente los globos oculares girar en sus cuencas.
6. Descansa con los brazos a los lados.
7. Vuelve a colocar los brazos en la misma posición que antes y empieza a mover los omóplatos con las manos, pero esta vez girando la cabeza en la dirección contraria a los hombros. No te muevas mucho ni rápido. Presta atención a cómo te sientes.
8. Descansa. Relaja los brazos y las piernas. ¿Cómo se apoya tu cuerpo en el suelo ahora?
9. Repite el ejercicio, ahora con la mano izquierda debajo de la axila derecha y la mano derecha encima del hombro izquierdo.

Si necesitas una versión más sencilla de este ejercicio para cuando necesites conectarte con la tierra, sigue los siguientes pasos.

1. Siéntate apoyando los glúteos en el suelo.
2. Coloca los dedos de la mano derecha debajo de la axila izquierda y la mano izquierda sobre el hombro derecho. Apoyar la mano derecha sobre el lado izquierdo del pecho te ayuda a sentir cómo te late el corazón y te brinda una estabilidad tranquilizadora.
3. Una vez que estés en esta posición, respira. Inhala contando hasta seis y exhala contando hasta ocho para que la exhalación sea más larga que la inhalación.

Suspiro fisiológico para reducir el estrés en el momento

En este ejercicio, inhalarás por la nariz y exhalarás por la nariz y la boca.

1. Inhala por la nariz y, después, lleva un poco más de aire a la nariz.
2. Al exhalar, abre la boca.
3. Repite el ejercicio tres veces.

Estos ejercicios sirven para hacer frente a distintas situaciones. Es muy importante entender qué sentimos y ubicarnos en el tiempo y el espacio. Para serenar el sistema nervioso, tenemos que darle una sensación de soporte en el espacio, por lo que podemos apoyar la espalda en el suelo, los pies en el suelo, la mano en el pecho, los glúteos en una silla o la espalda contra una pared. Para sintonizar con el momento presente, tenemos que poner atención a lo que sentimos al inhalar y exhalar.

Conclusión

> Cuando las mujeres dormidas despiertan,
> se mueven las montañas.
>
> PROVERBIO CHINO

Has leído hasta el final. ¡Felicidades! Ahora que cuentas con más herramientas para entenderte, te será más sencillo escuchar las sensaciones de tu cuerpo.

¿Cómo te sientes en este momento? Tómate un tiempo para conectar con tu cuerpo. Concéntrate en la respiración, los latidos del corazón y la tensión de los músculos. ¿Qué te están diciendo?

Habitar nuestro cuerpo es la primera consecuencia de estar vivos. Aun así, muchas personas se pasan la vida odiando partes de su cuerpo, castigándolas o notando solo el dolor o la incomodidad cuando podrían conectar con él, asombrarse y reverenciarlo, experimentando un profundo sentido de pertenencia con su propio ser.

El mundo moderno nos invita a buscar soluciones para regular nuestro sistema en el exterior. Compramos cosas para sentirnos mejor. Seguimos modas. Tratamos de pensar en positivo. Sin embargo, la respuesta no suele estar allí y estas fórmulas terminan haciéndonos sentir peor a largo plazo.

Este libro ofrece un enfoque distinto. A partir de un abordaje interoceptivo, nos enseña a prestar atención a las sensaciones del cuerpo y a regular las emociones con ellas.

Cuando aprendemos a escuchar al cuerpo, somos capaces de tomar decisiones conscientes a favor de nuestro bienestar.

La verdadera cognición necesita de todo nuestro ser y no solo de la mente. Existen muchos factores que afectan la relación entre la mente y el cuerpo, como el entorno, las circunstancias, el sufrimiento de los demás y el planeta en el que vivimos. No podemos controlar el cambio constante que tenemos alrededor, pero la forma en la que respondemos sí depende de nosotros.

En este mundo tan acelerado donde abundan las amenazas naturales y percibidas, el sistema nervioso simpático está siempre activo (página 41). Como consecuencia, tendemos a asumir un estado hipervigilante de alerta, que muchas veces desemboca en fatiga crónica y agotamiento emocional. La modernidad nos exige seguir con nuestras vidas como si nada en medio del caos en el que vivimos, pero ¿cómo podemos conciliar todo este conflicto? Vivir en un estado de disonancia cognitiva perpetua termina pasándoles factura al cuerpo y al cerebro.

En este sentido, la atención es nuestro superpoder. Prestar atención es una forma efectiva de entablar una relación íntima con nuestra vida. El primer paso para aprender a serenarnos es aprender a sentir. Para eso, tenemos que comenzar por escuchar lo que nos pasa a nivel físico, es decir, en el cuerpo. Así, aprendemos a leer las señales que nos envía. Al ir explorando el flujo de las fuerzas que nos atraviesan y sentir la información del suelo, la gravedad y el espacio que recibe nuestro cuerpo biointeligente, comprendemos que la conciencia calma el sistema nervioso y fomenta un mejor funcionamiento de los órganos y tejidos blandos. Al movernos, hallamos un espacio para relajar el cuerpo y la mente. Gracias a esta nueva forma de organizar el cuerpo entero, ya no negamos, sino que abrazamos nuestra humanidad

Esta conexión nos permite cuidarnos de un modo más profundo, armonizar con el ritmo de nuestro cuerpo biointeligente y entablar vínculos más sanos con los demás y con el planeta. Cuando estamos presentes en nuestra vida, los demás se sienten menos solos. Cuando aprendemos a autorregularnos, también regulamos a los que nos rodean. Somos organismos interconectados llenos de potencialidad conectándonos con otros organismos interconectados llenos de potencialidad. Sea cual sea su edad, etnia, clase social o circunstancias puntuales, todas las personas que toman sesiones conmigo anhelan una relación más íntima consigo mismas. Todo problema tiene solución. Tienes el poder de transformarte y adaptarte al entorno cambiante en el que vives. Solo hace falta hacer una pausa, pensar y decidir qué hacer a partir de ahora.

Que este libro sea una invitación a la curiosidad y al juego y que, al incorporar estos ejercicios sencillos a tu rutina, renueves tu interés en el proceso de vivir.

Solo hace falta respirar hondo y ponerte en marcha, un paso tras otro.

Notas

1. El cuerpo

1. Vandana Shiva es activista por el medio ambiente y la soberanía alimentaria. Escribe desde una perspectiva ecofeminista y antiglobalización.

2. Descartes, René (1641), *Meditaciones metafísicas.*

3. Greenfield, Susan (2016), *A Day in the Life of the Brain: The Neuroscience of Consciousness from Dawn Till Dusk* («Un día en la vida del cerebro: la neurociencia de la conciencia de la mañana a la noche»), Allen Lane.

4. Feldenkrais, Moshe (1991), *Autoconciencia por el movimiento.*

5. Barrett, Lisa Feldman (2017), *La vida secreta del cerebro. Cómo se construyen las emociones.*

6. *Ibid.*

7. *Ibid.*

8. Paulus, Martin P. y Stein, Murray B. (2010), «Interoception in anxiety and depression» («La interocepción en la ansiedad y la depresión»), *Brain Structure & Function*, 214(5), <www.ncbi.nlm.nih.gov/pmc/articles/PMC2886901/>.

9. Van der Kolk, Bessel (2014), *El cuerpo lleva la cuenta: cerebro, mente y cuerpo en la superación del trauma.*

10. Hartley, Linda (1995), *Wisdom of the Body Moving* («La sabiduría del cuerpo en movimiento»), North Atlantic Books.

2. Sentir el cuerpo

1. Van der Kolk, Bessel (2014), El *cuerpo lleva la cuenta: cerebro, mente y cuerpo en la superación del trauma.*

2. *Ibid.*

3. Barrett, Lisa Feldman (2017), *La vida secreta del cerebro. Cómo se construyen las emociones.*

4. Foster, Russell (2022), *Life Time: The New Science of the Body Clock, and How It Can Revolutionise Your Sleep and Health* («El tiempo de la vida. La nueva ciencia del reloj interno y cómo puede revolucionar el sueño y la salud»), Penguin Life.

5. Barrett, Lisa Feldman (2021), *Siete lecciones y media sobre el cerebro.*

6. No hay un consenso científico respecto de los términos utilizados para describir el flujo de información del cuerpo al cerebro. Por eso, quisiera aclarar el sentido en el que uso los siguientes términos en el libro. «Encarnar» se refiere a la experiencia de ser un cuerpo físico en el mundo. Este término se relaciona con la conciencia de nuestros propios cuerpos y de las sensaciones que experimentamos. Este concepto también abarca la capacidad de ejercer el control sobre el cuerpo y movernos por el mundo. La «conciencia somática» es la conciencia específica de las sensaciones corporales; por eso, tiene que ver con la capacidad de prestar atención a cómo se siente el cuerpo, tanto en un momento puntual como durante un período de tiempo.

7. Pódcast «Huberman Lab», episodio 24. «The Science of Vision, Eye Health & Seeing Better» («La ciencia de la visión: la salud de los ojos y mejorar la vista»).

8. Blog de «Vision Direct» (11 de octubre de 2022), «¿Cuánto tiempo pasamos frente a una pantalla?», <www.visiondirect.co.uk/blog/research-reveals-screen-time-habits/>.

9. Sherwin, Justin C. *et al.* (octubre de 2012), «The association between time spent outdoors and myopia in children and adolescents: a systematic review and meta-analysis» («La relación entre el tiempo al aire libre y la miopía en niños y adolescentes: evaluación sistemática y metaanálisis»), *Ophthalmology*, 119(10), <pubmed.ncbi.nlm.nih.gov/22809757/>.

10. Eveleth, Rose, ¿Cómo funciona el olfato?, TED-Ed, <www.youtube.com/watch?v=snJnO6OpjCs>.

11. Pódcast «Huberman Lab», episodio 25. «How Smell, Taste & Pheromone-Like Chemicals Control You» («Cómo nos controlan el olfato, el gusto y las sustancias químicas semejantes a las feromonas»).

12. Gogolla, Nadine (2017), «The insular cortex» («La corteza insular»), *Science Direct*, 27(12), <www.sciencedirect.com/science/article/pii/S0960982217305468>.

13. Pódcast «Huberman Lab», episodio 32. «How to Control Your Sense of Pain & Pleasure» («Cómo controlar el dolor y el placer»).

14. Keltner, Dacher (2017), «La ciencia del tacto: por qué el contacto físico nos hace más felices y exitosos», *Wired*, <www.wired.co.uk/article/the-good-life-human-touch>.

15. *Ibid.*

16. Barrett, Lisa Feldman (2017), *La vida secreta del cerebro. Cómo se construyen las emociones.*

3. La respiración

1. Hill, Barry y Annesley, Sarah H. (9 de enero de 2020), «Monitoring respiratory rate in adults» («Monitoreando la frecuencia respiratoria en adultos»), *British Journal of Nursing*, 29(1).

2. Huizen, Jennifer (22 de abril de 2021), «Cómo cambió el mundo natural a partir de la COVID-19», <www.medicalnewstoday.com/articles/how-covid-19-has-changed-theface-of-the-natural-world#Wildlife-and-COVID-19:-The-good>.

3. Harvard Health Publishing (6 de julio de 2020), «La respuesta de estrés», <www.health.harvard.edu/staying-healthy/understanding-the-stress-response>.

4. Cleveland Clinic, «Tú eres tu cerebro», <https://healthybrains.org/datos-sobre-el-cerebro/?lang=es>.

5. Bohn, Roger E. y Short, James E. (9 de diciembre de 2009), *How Much Information: 2009 Report on American Consumers* («Cuánta información existe: informe sobre los consumidores estadounidenses de 2009»), Global Information Industry Center, <art2science.files.wordpress.com/2009/12/hmi_2009_consumerreport_dec9_2009.pdf>.

6. Domic-Siede, Marcos *et al.* (7 de julio de 2023), «Emotion regulation strategies and the two-dimensional model of adult attachment: a pilot study» («Estrategias de regulación emocional y el modelo bidimensional del apego adulto: un estudio piloto»), *Frontiers in Behavioural Neuroscience*, <pubmed.ncbi.nlm.nih.gov/37484522/>.

7. Herawati, Isnaini *et al.* (25 de enero de 2023), «Breathing exercise for hypertensive patients: a scoping review» («Ejercicio respiratorio para pacientes hipertensos: un análisis exploratorio»), *Frontiers in Physiology*, <www.ncbi.nlm.nih.gov/pmc/articles/PMC9905130/>.

8. Yesmin, J., Begum, N. y Ferdousi, S. (enero de 2022), «Effect of Slow Breathing Exercise on Glycaemic Status in Type 2 Diabetic Male Patients» («Las consecuencias de los ejercicios de respiración lenta sobre el estado glucémico en pacientes varones diabéticos tipo 2»), *Mymensingh Medical Journal*, 31(1), <pubmed.ncbi.nlm.nih.gov/34999707/>.

9. Min, Jungwon *et al.* (9 de marzo de 2023), «Modulating heart rate oscillation affects plasma amyloid beta and tau levels in younger and older adults» («La modulación de la oscilación de la frecuencia cardíaca afecta los niveles plasmáticos de beta amiloide y Tau en adultos jóvenes y mayores»), *Scientific Reports*, 13, <www.nature.com/articles/s41598-023-30167-0>.

10. Elliott, Stephen (2005), *The New Science of Breath* («La nueva ciencia de la respiración»), Coherence Publishing.

11. Lima Araújo, Brenda Carla *et al.* (19 de mayo de 2020), «Association Between Mouth Breathing and Asthma: a Systematic Review and Metaanalysis» («La relación entre la respiración bucal y el asma: estudio sistemático y metaanálisis»), *Current Allergy and Asthma Reports*, 20(7), <pubmed.ncbi.nlm.nih.gov/32430704/>. Yi-Fong Su, Vincent *et al.* (junio de 2023), «Mouth opening/breathing is common in sleep apnea and linked to more nocturnal water loss», («La apertura de la boca y la respiración es común en la apnea del sueño y está relacionada con una mayor pérdida de agua durante la noche»), *Biomedical Journal*, 46(3), <www.ncbi.nlm.nih.gov/pmc/articles/PMC10209680/>.

12. En 2017, la revista académica *Frontiers in Psychology* publicó un estudio que demostraba que las personas que hacían ejercicios de respiración lenta veinte minutos al día durante cuatro semanas presentaban una reducción significativa de sus niveles de estrés, medidos según la escala de estrés percibido (EPP). Otro hallazgo del estudio fue que la respiración lenta mejora la calidad del sueño y reduce la presión arterial. Por su parte, en el marco de un estudio de 2018 publicado en *Biological Psychology*, se detectó que la respiración lenta mejora la concentración y la atención en adultos sanos. Los participantes del estudio que hicieron veinte minutos diarios de ejercicios de respiración lenta durante cuatro semanas presentaron mejoras significativas al realizar tareas que les exigían concentrarse en un objetivo puntual e ignorar las distracciones.

13. Brown, Richard P. y L. Gerbarg, Patricia (2012), *Respire. El poder sanador de la respiración.*

14. Hopper, Susan I. *et al.* (septiembre de 2019), «Effectiveness of diaphragmatic breathing for reducing physiological and psychological stress in adults: a quantitative systematic review» («La efectividad de la

respiración diafragmática en el estrés fisiológico y psicológico en adultos: un protocolo de análisis sistemático cuantitativo»), *JBI Database of Systematic Reviews and Implementation Reports*, 17(9), <pubmed.ncbi.nlm.nih.gov/31436595/>. Gipson, Kevin *et al.* (enero de 2019), «Sleep-Disordered Breathing in Children» («Trastornos respiratorios del sueño en niños»), *Paediatric Review*, 40(1), <www.ncbi.nlm.nih.gov/pmc/articles/PMC6557418/>. Cushing, Robin E. y Braun, Kathryn L. (febrero de 2019), «Mind-Body Therapy for Military Veterans with Post-Traumatic Stress Disorder: A Systematic Review» («Terapia mente-cuerpo para veteranos del Ejército con trastorno de estrés postraumático: un análisis sistemático»), *Journal of Alternative and Complementary Medicine*, 23(2), <pubmed.ncbi.nlm.nih.gov/28880607/>.

4. El tacto

1. Maté, Gabor (2005), *Tus hijos te necesitan: la importancia de los padres en la crianza y el desarrollo de los niños.*

2. Montagu, Ashley (1971), *El tacto: la importancia de la piel en las relaciones humanas.*

3. McGlone, Francis y Walker, Susannah (17 de mayo de 2021), «Four health benefits of hugs and why they feel so good», («Cuatro beneficios para la salud de los abrazos y por qué se sienten tan bien»), *The Conversation.*

4. Pódcast «Feel Better, Live More» with Dr. Rangan Chatterjee (16 de enero de 2019), episodio 45, «Touch – the Forgotten Sense with Professor Francis McGlone» («El tacto: el sentido olvidado, con el profesor Francis McGlone»).

5. Montagu, Ashley (1971), *El tacto: la importancia de la piel en las relaciones humanas.*

6. McGlone, Francis y Walker, Susannah (17 de mayo de 2021), «Four health benefits of hugs and why they feel so good», («Cuatro beneficios para la salud de los abrazos y por qué se sienten tan bien»), *The Conversation.*

7. Grewen, Karen M. *et al.* (2003), «Warm partner contact is related to lower cardiovascular reactivity» («El contacto con la pareja y su incidencia sobre la menor reactividad cardiovascular»), *Behavioral Medicine*, 29(3), <pubmed.ncbi.nlm.nih.gov/15206831/>.

5. El movimiento

1. Moshé Feldenkrais fue un biofísico, ingeniero mecánico y educador autodidacta que propuso un método de educación del movimiento llamado «método Feldenkrais». Feldenkrais nació en 1904 en lo que hoy es Ucrania y emigró a Israel en 1954. El método Feldenkrais se apoya en la idea de que el cerebro y el cuerpo son inseparables y se vale de movimientos sutiles y estímulos verbales para ayudar a las personas a mejorar sus patrones de movimiento y tomar más conciencia de sus cuerpos.

2. Washington University School of Medicine (19 de abril de 2023), «La conexión mente-cuerpo está integrada en el cerebro: los hallazgos apuntan a que hay áreas cerebrales que integran la planificación, el propósito, la fisiología, el comportamiento y el movimiento», *Science Daily*, <www.sciencedaily.com/releases/2023/04/230419125052.htm>.

3. *The Lancet* (8 de agosto de 2018), «El ejercicio está relacionado con una mejor salud mental, pero más no siempre es mejor», *Science Daily*, <www.sciencedaily.com/releases/2018/08/180808193656.htm>.

4. National Academies Press (2013), «Actividad física, aptitud física y educación física: efectos en el rendimiento académico», en *Educating the Student Body: Taking Physical Activity and Physical Education to School* («Educar el cuerpo del alumnado: llevar la actividad y la educación físicas a la escuela»).

5. Ahlskog, J. Eric *et al.* (septiembre de 2011), «Physical Exercise as a Preventive or Disease-Modifying Treatment of Dementia and Brain Aging» («El ejercicio físico como tratamiento preventivo o modificador de la enfermedad de la demencia y el envejecimiento cerebral»), *Mayo Clinic Proceedings*, 86(9), <www.ncbi.nlm.nih.gov/pmc/articles/PMC3258000/>.

6. McGonigal, Kelly (2015), *Estrés: el lado bueno. Por qué el estrés es bueno para ti y cómo puedes volverte bueno para él*, Avery Publishing.

7. Keller, Abiola *et al.* (September 2012), «Does the perception that stress affects health matter? The association with health and mortality» («¿Importa la percepción de que el estrés afecta a la salud? La relación con la salud y la mortalidad»), *Health Psychology*, 31(5), <pubmed.ncbi.nlm.nih.gov/22201278/>.

8. Harvard Health Publishing (6 de julio 2020), «La respuesta de estrés», <www.health.harvard.edu/staying-healthy/understanding-the-stress-response>.

9. Selye, Hans (edición revisada y ampliada de 1982), *La tensión en la vida: (el stress)*.

6. El descanso

1. En el libro *Carta a mi hija* (2008), Angelou escribe sobre la importancia de tomarse tiempo para uno mismo, incluso en momentos de muchas obligaciones y estrés.

2. Acuñado por Andrew Huberman, es un término no dogmático para referirse a la meditación sensorial.

3. «¿Cuánto tiempo de la jornada laboral es productivo? Tan solo 2 horas y 23 minutos», *Vouchercloud*, <www.vouchercloud.com/resources/office-worker-productivity>.

4. En Reino Unido, la prueba de la semana laboral de cuatro días fue organizada por 4 Day Week Global, una organización sin fines de lucro que aboga por acortar la semana laboral. El experimento fue financiado por la Fundación Joseph Rowntree, una organización benéfica a favor del cambio social.

5. Ericsson, K. Anders, Krampe, Ralf T. y Tesch-Römer, Clemens (1993), «The role of deliberate practice in the acquisition of expert performance» («El papel de la práctica deliberada en la adquisición del desempeño experto», *Psychological Review*, 100(3), <psycnet.apa.org/record/1993-40718-001>.

6. Soojung-Kim Pang, Alex (2016), *Descansa. Produce más trabajando menos*.

7. La nutrición

1. Pollan, Michael, *El detective en el supermercado* (2008). Pollan es un escritor y periodista estadounidense que escribe sobre alimentación, agricultura y medio ambiente.

2. Medawar, Evelyn *et al.* (12 de septiembre de 2009), «The effects of plant-based diets on the body and the brain: a systematic review» («El efecto de las dietas basadas en plantas en el cuerpo y el cerebro: un análisis sistemático»), *Transactional Psychiatry*, 9, <www.nature.com/articles/s41398-019-0552-0>.

3. McNamara, Robert K. y Carlson, Susan E. (2006), «Role of omega-3 fatty acids in brain development and function» («El papel de los ácidos grasos omega-3 en el desarrollo y la función cerebral»), *Prostaglandins, Leukotrienes & Essential Fatty Acids*, 75(4–5), <pubmed.ncbi.nlm.nih.gov/16949263/>.

4. Enderami, Athena *et al.* (octubre de 2018), «The effects and potential mechanisms of folic acid on cognitive function: a comprehensive review» («Los efectos y mecanismos potenciales del ácido fólico en la función cognitiva: un análisis exhaustivo»), *Neurological Science*, 39(10), <pubmed.ncbi.nlm.nih.gov/29936555/>.

5. Health Quality Ontario (1 de noviembre de 2013), «Vitamin B12 and cognitive function: an evidence-based analysis» («La vitamina B12 y la función cognitiva: un análisis basado en la evidencia»), Ontario Health Technology Assessment Series, 13(23), <pubmed.ncbi.nlm.nih.gov/24379897>.

6. Jáuregui-Lobera, Ignacio (2014), «Iron deficiency and cognitive functions» («Deficiencia de hierro y funciones cognitivas»), *Neuropsychiatric Disease and Treatment*, v.10, <www.ncbi.nlm.nih.gov/pmc/articles/PMC4235202/>.

7. Ogunrinola, Grace A. *et al.* (2020), «The Human Microbiome and Its Impacts on Health» («El microbioma humano y sus efectos sobre la salud»), *International Journal of Microbiology*, v.2020 <www.ncbi.nlm.nih.gov/pmc/articles/PMC7306068/>.

8. «El ensayo SMILES», Centro de Alimentación y Estado de Ánimo, Deakin University, <foodandmoodcentre.com.au/smiles-trial/>.

9. Mayer, Emeran A. *et al.* (27 de enero de 2022), «The Gut–Brain Axis» («El eje tripas-cerebro»), *Annual Review of Medicine*, 73, <pubmed.ncbi.nlm.nih. gov/34669431/>. Dinan, Timothy G. y Cryan, John F. (15 de enero de 2017), «Gut instincts: microbiota as a key regulator of brain development, ageing and neurodegeneration» («Intuiciones viscerales: la microbiota como regulador clave del desarrollo cerebral, el envejecimiento y la neurodegeneración»), *Journal of Physiology*, 595(2), <www.ncbi.nlm.nih.gov/pmc/articles/PMC5233671/>.

10. Gascon, Mireia *et al.* (enero de 2016), «Residential green spaces and mortality: A systematic review» («Áreas verdes residenciales y mortalidad: un análisis sistemático»), *Environment International*, 86, <pubmed.ncbi.nlm.nih.gov/26540085/>.

11. Kuo, Ming (25 de agosto de 2015), «How might contact with nature promote human health? Promising mechanisms and a possible central pathway» («¿Cómo ayuda el contacto con la naturaleza a la salud humana? Mecanismos prometedores y un posible abordaje»), *Frontiers in Psychology*, 6, <www.frontiersin. org/articles/10.3389/fpsyg.2015.01093/full>.

8. La conexión

1. Además de monje budista, Jack Kornfield es psicólogo clínico y profesor de *mindfulness*. Autor de dieciséis libros, fue quien trajo el *mindfulness* a Occidente.

2. MacLean, Paul D. (1990), *The Triune Brain in Evolution* («El cerebro triuno en la evolución»), Springer.

3. Driemeyer, Joenna *et al.* (2008), «Changes in Gray Matter Induced by Learning – Revisited» («Cambios en la materia gris inducidos por el aprendizaje. Revisado»), *PLoS One*, 3(7), <www.ncbi.nlm.nih.gov/pmc/articles/PMC2447176/>.

4. Saeed, Sy Atezaz *et al.* (15 de abril de 2010), «Exercise, yoga, and meditation for depressive and anxiety disorders» («Ejercicio, yoga y meditación para tratar trastornos depresivos y de ansiedad»), *American Family Physician*, <pubmed.ncbi.nlm.nih.gov/20387774/>.

5. Fox, M. D., Raichle, M. E. y Christoff, K. (2005), «The default mode network: A system for social cognition and internal thought» («La red predeterminada: un sistema para la cognición social y el pensamiento interno»), *Trends in Cognitive Sciences*, 9(6).

6. Fashion, Checker (2020), «Las marcas de moda no pagan salarios dignos a los trabajadores textiles».

9. Los principios del Programa Serenidad

1. Krishnamurti, Jiddu (1964), *Pensando en esas cosas: el propósito de la educación.* Krishnamurti es considerado uno de los filósofos y maestros más importantes de la historia. Su obra influyó en personalidades de la talla de George Bernard Shaw, David Bohm, Alan Watts, Henry Miller, Bruce Lee, Jackson Pollock y Aldous Huxley.

Cuando el mundo quiera hacerte pequeño,
hazte más grande.
Elaine Welteroth, *More Than Enough*
(«Más que suficiente»)

Agradecimientos

Este libro no habría sido posible sin el gran equipo que me ayudó a pulirlo. Como aprendí durante este proceso, escribir un libro no es nada fácil.

Gracias a mi agente, Valeria, por creer en el proyecto. A toda la gente de Profile Books, en especial a Cindy, que me ayudó a dar forma a las palabras al pedirme que profundizara más. Cindy me acompañó con entusiasmo desde que le acerqué la propuesta y, sin duda, no podría haber publicado mi primer libro con nadie más.

Gracias a Mandy Greenfield por la edición, a Holly Kyte por la corrección, a Emily Frisella de Profile por gestionar el proceso y a Sam Matthews por diseñar la portada.

Gracias a todas las personas maravillosas que me rodean y que me brindaron su apoyo durante mi transición de agotada dueña de gimnasios a profesora. En particular, quiero agradecérselo a David Pearl, que me acompañó de muchas maneras y hasta me compró un ordenador nuevo cuando el mío dejó de funcionar mientras iba por la mitad del primer borrador. David, eres un amigo increíble.

Gracias también a Georgie Wolfinden de The Beam Room, que me acompañó durante momentos muy difíciles y que no abandonó ni siquiera cuando mi vida dio un vuelco radical, cuando vendí los gimnasios, me mudé a la playa y comencé a enseñar sobre movimiento somático (todo esto, primero durante la menopausia y después durante la pandemia).

Gracias a Susan Riley, que me ayudó a moldear mis ideas a lo largo de los años. A Farrah Storr, por estar a mi lado durante mis muchas evoluciones, por ayudarme a hacer una lluvia de ideas para el Método Humano y por darme a conocer Substack, el hogar de mi *newsletter*. A Lucie Seffens, por creer en mí. A Rebecca Newman, por ayudarme a pulir algunas ideas. A las encantadoras Kirsty Wallace y Luella, que me enviaron regalos y tarjetas durante todo el proceso de escritura y fueron las primeras en leer la introducción.

Gracias a Delme Rosser, que me ayudó a pensar sobre la portada. Y a todos mis amigos, que me escucharon hablar del libro durante tanto tiempo.

Gracias a todos los miembros de la comunidad del bienestar y la belleza que han demostrado interés por mi trabajo y me han ofrecido un espacio para darlo a conocer, en particular a Ateh Jewel por su generoso corazón.

Nada de esto habría sido posible sin los maravillosos profesores que han compartido enseñanzas conmigo a lo largo de los años, así que gracias a Garet Newell, director del Centro de Formación Feldenkrais de Reino Unido, por acompañarme con tanta pasión y por traer el Método Feldenkrais a Reino Unido. A Judith Hanson Lasseter, por su enseñanza compasiva. A Gary Carter, por su deslumbrante enseñanza no dogmática. A Michael Stone, por su ternura vulnerable y humor. Y a Ben Wolff, por su aguda habilidad para llegar al meollo de las cosas, gracias por hacer brillar la luz. Gracias a los maestros que me inspiraron, cuya obra fue para mí de gran influencia y ayuda: Stephen Batchelor, el doctor Richard Brown y la doctora Patricia Gerberg, Ruthy Alon, Bonnie Bainbridge Cohen, David Zemach-Bersin, Jeff Haller y la comunidad de yoga somático y Feldenkrais de Reino Unido y todo el mundo.

Gracias a todos mis clientes, que me ayudan a profundizar en mis habilidades en cada sesión virtual o presencial, curso, retiro y taller.

Una mención especial a Sarah Brooks, quien me alentó a ser audaz durante todo este tiempo. Y a Caroline Banks, quien siempre me acompaña con su cariño.

Gracias a todos los que apoyan mi trabajo en Substack, incluidos los miembros fundadores.

Gracias a mi madre por enseñarme a ser valiente y a mi padre, que en paz descanse, quien con gran coraje nos dio un hogar en Londres. Ojalá supiera que he escrito un libro.

Gracias una vez más a Rudy, mi inteligente y compasivo marido, quien me preparó de comer, editó los primeros borradores del libro, sacó a pasear a los perros y vivió mi proceso de escritura muy de cerca. Mi vida no sería ni la mitad de divertida sin él.

Por último, gracias a mis perros, Lucky Pierre, Bon Bon y Lil' Louis, por enseñarme a cuidar del sistema nervioso durmiendo, corriendo, rodando por el suelo y jugando.